临床疼痛与麻醉医学

主编 耿 霞 等

吉林科学技术出版社

图书在版编目（CIP）数据

临床疼痛与麻醉医学 / 耿霞等主编. -- 长春：吉
林科学技术出版社，2021.8
ISBN 978-7-5578-8228-0

Ⅰ．①临… Ⅱ．①耿… Ⅲ．①疼痛－诊疗②麻醉学
Ⅳ．①R441.1②R614

中国版本图书馆CIP数据核字(2021)第116861号

临床疼痛与麻醉医学

主　　编	耿　霞　等
出 版 人	宛　霞
责任编辑	许晶刚
助理编辑	陈绘新
封面设计	德扬图书
制　　版	济南新广达图文快印有限公司
幅面尺寸	185mm×260mm
开　　本	16
字　　数	147 千字
印　　张	6.125
印　　数	1-1500 册
版　　次	2021年8月第1版
印　　次	2022年5月第2次印刷

出　　版	吉林科学技术出版社
发　　行	吉林科学技术出版社
地　　址	长春市福祉大路5788号
邮　　编	130118
发行部电话/传真	0431-81629529 81629530 81629531
	81629532 81629533 81629534
储运部电话	0431-86059116
编辑部电话	0431-81629518
印　　刷	保定市铭泰达印刷有限公司

书　　号	ISBN 978-7-5578-8228-0
定　　价	50.00元

编 委 会

前　言

医学科技的发展,促进了麻醉学基础、麻醉药物以及麻醉方法的进步,各类新型麻醉药物、麻醉方法、麻醉技术及相关器械等发展迅速,这同时要求麻醉科医务人员必须不断学习及丰富自身临床经验,掌握最新的技术方法,以便更好地帮助患者减轻术中痛苦。出于以上目的,本编委会特召集具有丰富临床经验的麻醉科人员,在繁忙的一线临床工作之余认真编写了本书,望谨以此书为广大麻醉科临床医务人员提供微薄帮助。

本书共分为四章,涉及麻醉药物、临床手术麻醉以及疼痛治疗等内容,包括:麻醉前准备、神经外科手术麻醉、心血管外科手术麻醉、胸内手术麻醉。

本书在编写过程中,借鉴了诸多麻醉相关临床书籍与资料文献,在此表示衷心的感谢。由于本编委会人员均身负麻醉科一线临床工作,加上编写时间仓促,书中难免有错误及不足之处,恳请广大读者批评指正,以便更好地总结经验,以起到共同进步、提高麻醉科临床工作水平的目的。

《临床疼痛与麻醉医学》编委会

2021 年 8 月

前　言

目　　录

第一章　麻醉前准备 ………………………………………………… (1)

第一节　病情评估 …………………………………………………… (1)

第二节　患者的准备 ………………………………………………… (4)

第三节　麻醉选择 …………………………………………………… (9)

第四节　麻醉前用药 ………………………………………………… (16)

第五节　麻醉器械的准备与管理 …………………………………… (19)

第六节　特殊血管穿刺及置管 ……………………………………… (21)

第七节　气管内插管应激反应的预防 ……………………………… (24)

第二章　神经外科手术麻醉 ………………………………………… (28)

第一节　麻醉对脑生理功能的影响 ………………………………… (28)

第二节　神经外科手术麻醉的处理 ………………………………… (30)

第三节　颅脑外伤患者的麻醉 ……………………………………… (32)

第四节　颅内血管病变患者的麻醉 ………………………………… (36)

第五节　颅内肿瘤患者的麻醉 ……………………………………… (38)

第三章　心血管外科手术麻醉 ……………………………………… (41)

第一节　心脏外科手术的麻醉 ……………………………………… (41)

第二节　大血管手术的麻醉 ………………………………………… (62)

第四章　胸内手术麻醉 ……………………………………………… (76)

第一节　常见胸内手术的术前准备 ………………………………… (76)

第二节　常见胸内手术的麻醉 ……………………………………… (82)

第三节　肺部手术的麻醉 …………………………………………… (87)

参考文献 …………………………………………………………… (89)

第一章　麻醉前准备

第一节　病情评估

一、访视患者

（一）目的

为了降低手术相关并发症的发生率,使患者尽快地恢复到正常功能状态。实施麻醉医师于麻醉前1～2 d到病室访视患者,可单独进行或与手术科室的经治医师共同进行。若麻醉医师因故不能进行麻醉前访视时,应尽可能通过其他途径了解患者情况。

1.获取患者病史、体格和精神状况的信息资料。

2.了解患者并发症的治疗效果,根据患者意愿和病史提示的危险因素选择诊治计划。

3.完善术前准备,决定需要进一步补充哪些检查、治疗和咨询的方案。

4.解除患者恐惧心理,告知患者有关麻醉、围术期治疗及术后镇痛事项。

5.进行麻醉前评估,获得知情同意。

6.了解手术意图及手术人选,判断患者的病情,评估患者的麻醉耐受力,选择最合适的麻醉方法、药物及麻醉前用药。在取得最佳治疗效果下降低医疗成本。

（二）阅读病历和了解病情

对于要手术的患者,麻醉医师在麻醉前的访视内容如下。

1.详细阅读病历　包括现病史,既往史,个人史,各项常规化验,如血、尿、粪和X射线、心电图、心导管检查报告、呼吸功能、肝肾功能等特殊检查。各科会诊意见,手术前讨论及小结等。

2.全面了解病情　重点了解与麻醉有关的因素。

（1）个人史:着重了解患者的劳动能力,能否胜任较重体力劳动,长期卧床否,有无烟酒嗜好,量多少,有无"打鼾"失眠或常服催眠药等特殊病情。

（2）过去史及手术麻醉史:以往曾患过何种疾病,是否施行过手术,曾用何种麻醉药和麻醉方法,有无不良反应及药物过敏史,全麻后有无并发症或呼吸功能不全等。脊椎麻醉后有无腰背痛等并发症。

（3）家族史:家庭血缘关系中有无支气管哮喘、糖尿病、变态反应性病、血友病及神经肌肉病等。

（4）药物治疗史及药物过敏史:何种药物长期使用,品种和用量;有无麻醉药的过敏史。

（5）重点了解患者对本次手术和麻醉的顾虑和要求,并进行必要的解释和安慰工作,以消除其思想顾虑,取得其信任和合作。

（6）估计患者对施行麻醉的合作配合程度,注意患者精神状态。

（三）体格检查

进行必要的详细的体格检查,包括患者的发育、营养、体重（消瘦或肥胖）、贫血、发绀、水肿以及脱水等,重点了解心肺功能,并注意局部检查与麻醉有关的部位和器官情况。

1. 头部器官的危险因素

(1)眼:瞳孔大小,双侧是否等大,对光反应有无异常,虹膜有无粘连,有无眼部炎症等。

(2)鼻:两鼻孔是否异常,鼻中隔位置,鼻甲是否肥大,有无息肉、肿瘤。在小儿应注意有无鼻咽腔炎症,腺样体增殖,鼻旁窦有无炎症等。

(3)口腔:唇色,牙齿排列,有无松动牙齿或义齿,有无张口困难、巨舌症及小腭征,有无鼻咽、上下颌骨畸形,有无下颌关节活动障碍。

2. 颈部的危险因素   颈部活动情况,有无颈静脉怒张,有无瘢痕、肿瘤、炎症。颈部长度,颈与躯干的位置角度,气管位置,有无压迫及移动。

3. 呼吸系统的危险因素

(1)有无气道梗阻及气管移位、变形。

(2)有无胸廓畸形、胸腔积液、脓胸以及血气胸。

(3)有无气道慢性肺病、炎症,如支气管哮喘、支气管炎、肺化脓症、肺水肿以及肺气肿等,痰量多少、痰的性状及咳嗽情况如何,痰多而黏稠者,要做痰培养和抗生素敏感试验。

(4)一般呼吸情况有无异常,包括深度、频率、类型、有无呼吸困难、发绀等。

(5)有无急性炎症,听诊有无湿啰音、哮喘音,呼吸减弱或增强等。

(6)已做肺功能测定及血气分析者,注意有无低氧血症和高碳酸血症。疑有肺功能不全者,应做屏气试验、通气功能试验、换气功能试验或分测肺功能试验,确定肺功能损害程度。

4. 循环系统的危险因素

(1)除一般检查外,疑有先天性或风湿性心脏病或影响心功能的其他疾病,曾否出现过心功能不全症状,应重点了解循环代偿功能的情况,检查心脏大小、心律、心音和脉律。

(2)应行 X 射线检查、心血管造影、心电图,有条件时行心音图、心向量图和超声心动图检查。行心导管检查者,检查心脏贮备能力的程度可做马斯特二阶梯运动试验(Master 2-step exercise)。

(3)有无出血性休克。

(4)有无高血压、动脉粥样硬化及其严重程度,目前是否服用降血压药等。

(5)有无末梢血管疾病,如雷诺现象、血管血栓闭塞等。

(6)曾否使用洋地黄、体内储量多少。

(7)有无特殊血液病。

(8)凡高血压患者或 40 岁以上患者,术前应施行心电图检查。凡有心房纤颤史的患者,要注意防止其他脏器发生血栓及血压的急骤变化。

5. 消化系统的危险因素

(1)进食情况,有无呕吐、腹泻、肠梗阻、腹胀,原因如何。曾否施行胃肠减压及其结果。注意电解质、酸碱平衡的检查结果,慢性腹泻造成的电解质失调、低蛋白、脱水等,术前应予纠正。

(2)有无肝肾疾病,如肝脾大、腹水、腹内巨大肿瘤,其妨碍呼吸的程度如何。

(3)肝功能如何,肝功能有损害者,应注意麻醉前用药及麻醉药的种类及剂量。

6. 泌尿系统的危险因素   肾脏有无疾病,尿常规及肾功能如何。曾否有慢性尿毒症等。肾功能障碍患者,用麻醉药要注意。尿毒症患者,如尿素氮高,出现肾性昏迷。

7.中枢神经系统的危险因素

(1)患者是否安静合作,对手术有无恐惧,对麻醉有无疑虑,有无神经过敏,精神失常等。并适当做好心理治疗,以稳定情绪。

(2)有无头部外伤、颅内或脊髓损伤。有无脑出血、脑血栓、脑血管畸形、颅内压增高、神经麻痹、脊神经疾病。有无脊柱疾病,脊柱活动情况如何。四肢肢体有无异常,关节活动如何。

(3)有无癫痫、肌肉痉挛、重症肌无力、进行性麻痹、老年性痴呆以及意识障碍等。

(4)有无脑炎、脑膜炎、脊髓炎、脊髓灰质炎、神经梅毒、艾滋病以及其他中枢神经疾病。

(5)脊柱有无畸形,邻近有无感染;神经阻滞麻醉前,应检查解剖部位,标志等是否清楚,穿刺点附近有无感染。

8.其他及化验结果

(1)基础代谢是否正常,有无发热。

(2)是否有维生素或营养缺乏(如贫血、水肿)、过敏性疾病、血紫质症等。

(3)合并有内分泌疾病,如有糖尿病及其他紊乱时,应酌情进行术前准备。

(4)水和电解质平衡、酸碱中毒及其程度,曾否加以纠正。

(5)患者年龄、体重(小儿更为重要)、体质,发育及营养,如女患者是否在行经期。

(6)皮肤病,如出血性疾病及皮肤癌、炎症等。

(7)术前备血多少,四肢浅静脉穿刺有无困难。

(8)补充检查:在了解病情时,若有不明确或麻醉前准备不完善之处,或应有的检查尚未进行、首次检查结果有必要复查等应与科室主管医师和上级医师及时联系,要求进行哪些补充检查,予以弥补,以防麻醉中发生意外。

二、危险性评估

通过访视主要了解:手术主要解决的问题是什么?哪些生理指标异常?对麻醉构成直接威胁的因素是什么?对患者的全身情况和对麻醉耐受力做出较全面的估计。

(一)ASA分级

手术麻醉的安危评定标准,可采用美国麻醉医师协会(ASA)制订的标准(1963),是目前临床麻醉常用的评估方法之一,即手术危险性(surgical risk)分五级,其分级标准见表1-1。ASA分级可以看出麻醉风险与患者自身的病情及功能障碍有直接关系。第Ⅰ、Ⅱ级患者麻醉耐受力良好,麻醉经过平稳。Ⅲ级患者麻醉中有一定危险,麻醉前准备要充分,麻醉时有可能发生的并发症应提前采取有效措施,积极预防。Ⅳ级患者麻醉危险性极大,Ⅴ级患者不论手术与否,生命难以维持24 h,麻醉前准备更应细致周到,并加强手术中的监测和麻醉管理。ASA分级简单、实用、价廉、真实,被全世界广泛应用。

表1-1　ASA病情危险度评估分级

分级	标准*
Ⅰ级	正常健康。除局部病变外,无周身性疾病。如周身情况良好的腹股沟疝
Ⅱ级	有轻度或中度的系统性疾病,无功能障碍。如轻度糖尿病和贫血,新生儿和80岁以上老年人
Ⅲ级	有严重的系统性疾病,正常活动受限,但未丧失工作能力。如重症糖尿病
Ⅳ级	有严重系统性疾病,已丧失工作能力,且经常面临生命危险
Ⅴ级	病情危笃,又属紧急抢救手术,生命难以维持,24 h的濒死患者。如主动脉瘤破裂等

*如系急症,在每级数字前标注"急"(或"E"字)

（二）PECs 分级

PECs(pitfalls events complications)系统是根据术后情况分级,而后反馈性评价术前评估指标。是比 ASA 分级更准确、内容更完整、适应性强、重复性好的科学的术前评估方法,但要求使用条件高,在计算机普及的条件下才能充分发挥作用。PECs 组成如下。

1.资料　术前年龄、性别、既往病史、病理发现、紧迫性以及 ASA 分级;围术期处理;术后近期发生的意外事件、麻醉方式、手术方式等。

2.PECs 的内容　主要包括:呼吸氧合功能、换气功能;全身反应及系统损害;心血管系统;损伤或创伤;中枢及周围神经系统;血电解质;技术缺陷、失误、错误等共 89 项具体内容。

3.PECs 分五级　Ⅰ级术后无须恢复室处理;Ⅱ级需短时恢复室处理;Ⅲ级延长恢复室滞留时间或需病房内特别监护;Ⅳ级需转至 ICU 处理;Ⅴ级致残或致死。

4.循环系统功能评估　患心脏疾病者围麻醉期可能发生心血管并发症甚至意外死亡,故应提高警惕。心脏病患者的术前评估详见表 1-2。

三、麻醉方法确定

若确定的麻醉方法与手术科医师的建议不同时,及时向其说明,共同协商确定之。一般多尊重麻醉科医师的选择意见。

四、麻醉会诊制度

为保证麻醉和手术安全,以下特殊患者应常规会诊。

1.危笃患者　特殊手术及衰竭的垂危患者,手术和麻醉施行有较大的危险时。

2.休克患者　患者有严重感染、中毒、脱水、缺氧或休克时。

3.器官功能障碍　患者重要生命器官或系统有严重功能障碍时。

4.手术艰巨　儿童营养和健康情况很差,拟行较长时间艰巨手术。

5.特殊人物　首长、英雄模范人物、外宾及其他重要特殊人物等。

五、病例讨论制度

对新开展、重大复杂、高危性患者手术应由医院组织有关科室进行麻醉前病例讨论。其目的是充分进行术前全面评估,根据病情、手术特点及范围的要求、麻醉科的硬件设备和技术条件,提出麻醉方案,预测麻醉的风险如何?手术中可能发生哪些并发症,甚至意外,以及预防处理方案,提出对麻醉前准备的建议等。也可由麻醉科单独进行术前病例讨论,共同研究,不断提高。

施行特殊麻醉,或麻醉过程中需要特殊器材时,应于手术前通知有关人员,必要时麻醉医师亲自参与特殊器械的准备工作。凡病情危急、发生特殊情况、特殊患者、估计麻醉可能发生困难或意外危险时,应事先汇报上级高职称医师解决。

第二节　患者的准备

一、一般准备

麻醉前了解并调整患者与麻醉关系密切的各器官功能,使之处于最佳状态,与手术医师共同做好患者必要的术前准备工作。提高患者的麻醉耐受力,保证手术顺利进行,术后恢复更迅速;增加麻醉期间的安全性。

（一）全身麻醉

为了全面增强患者的抵抗力,降低或抑制患者应激反应,要求做好以下工作。

1.心理准备　术前根据患者的心理状态,做必要的解释工作,解除患者顾虑,消除恐惧、紧张和焦急的心理负担,取得其信任和合作。

2.气道准备

（1）术前应禁止吸烟,加强口腔卫生护理,早晚刷牙、饭后漱口;松动龋齿或牙周炎症经口腔专科诊治;去掉义齿,活动牙齿相应护理。

（2）麻醉前应对患者进行深呼吸训练,病情允许时,鼓励患者做适当活动,以增强体质。

（3）胸部透视检查,注意有无气道炎症。对于急性上气道感染的患者应尽可能延期1～2周手术。否则要采取积极抗感染治疗,避免用吸入麻醉,并用抗生素预防继发感染。慢性支气管炎和支气管哮喘患者,应在缓解期施术,麻醉前给予抗生素治疗。如系"湿肺"病例,术前应指导练习体位排痰;或雾化吸入,使患者容易咳痰;或解除支气管痉挛等处理。胸部手术应进行肺功能检查。

3.非急症手术加强处置　应检查血、尿、粪常规,肝功能及乙肝表面抗原（HBsAg）,肾功能及电解质等。如并发贫血、肝、肾、内分泌功能障碍等应查明原因,须行必要的治疗和处理,使其功能恢复,或相对稳定后,方可施行手术麻醉。

4.循环系统准备　术前应有心电图检查,如有高血压病或心脏病,请心肾内科会诊,高血压术前必须经过内科系统治疗;正确判断心脏功能。异常时给予适当处理等,如心肌梗死患者＞6个月,＜3个月之内为相对禁忌;心力衰竭控制后1周以上（非心血管手术患者）。积极做好术前准备,可降低患者的病死率。

5.心肺功能评估　对40岁以上,特别是老年患者,术前必须常规检查心电图,以排除冠心病。对心肺功能的代偿程度做出恰当估计。

6.术前测量体重　小儿术前应准备测量体重（kg）,婴儿体重以克（g）计算。

7.保持内环境稳定　根据病情及血液化学的改变,纠正脱水、电解质紊乱和酸中毒,补充血容量,稳定内环境。

8.胃肠道准备　糖尿病患者术前必须经过系统内科治疗,对于营养不良患者,如果时间充裕,应尽量经口补充营养;如时间不充裕,或患者不能或不愿经口进食,可通过小量、多次输血,静脉注射水解蛋白和维生素等以补充营养。除手术需要外,如胃肠手术应内服抗生素或肠道清洁剂。手术前1日灌肠,手术日晨排空大小便。手术前禁食8～12 h。麻醉前禁饮4～8 h。放置胃肠减压管,持续胃肠减压。

9.按"饱胃"原则处理　急症患者,如肠梗阻或消化道内出血;或其他情况需要时,如进食不久的创伤患者、精神极度紧张者和临产足月的孕妇等,以"饱胃"原则处理,即放置胃肠减压管（胃管）,将胃内容物抽空,或用盐水冲洗胃,并在头高位下采用气管内插管等安全措施。

10.禁食　小儿根据年龄决定禁食时间,禁饮、禁食一般6～8 h,婴幼儿一般术前3～4 h即可。

（二）脊椎麻醉

除参考全麻做相应准备外,应做好以下准备。

1. 纠正贫血　若并有贫血,应予以纠正。非急症患者对于血红蛋白的要求,男性至少在 110 g/L,女性 100 g/L 以上。

2. 肺功能评估　高位、上胸部硬膜外麻醉,或高位腰麻,应注意肺功能检查。没有肺功能检查条件时,仍依据病史、体检及胸部 X 射线做初步估计。

3. 维护循环稳定　有休克、低血压应术前予以纠正。

4. 灌肠与导尿管　术前 1 日晚灌肠。子宫、膀胱、结肠和直肠等下腹部大手术放置留置导尿管。

5. 禁食　手术当日禁食、禁饮 8～12 h,小儿 8 h。

6. 穿刺部位准备　穿刺部位有感染时,不能施行麻醉,待治愈后再行手术或改其他麻醉。

(三)全身状况

采取各项治疗措施,改善患者全身情况,使之处于较佳状态。

1. 无严重贫血与低蛋白血症。

2. 控制高血压和高血糖。

3. 内环境稳定。

4. 增加心脏功能储备。

(四)留置导尿管

一般患者送入手术室前应嘱其排空膀胱。危重患者、复杂大手术,均需留置导尿管,以利观察尿量。

(五)输液输血准备

对中等以上手术,术前查患者血型,备血一定数量,做好交叉配合试验。均常规输液。

二、危险性评估

因病情需要,对特殊患者进行特殊准备,将全身情况及重要器官功能调整至最佳状况,以确保麻醉和手术的安全。

1. 高血压病　轻度高血压病患者手术时,对接受麻醉和手术有一定危险,Ⅰ期较为安全;但严重的高血压病患者,即Ⅱ～Ⅲ期麻醉和手术危险性极大,麻醉前应进行 1 周至 1 个月的内科降压治疗,待血压稳定后再行手术。长期应用降压药物,如利血平、胍乙啶等治疗的患者,因引起体内儿茶酚胺的减少,麻醉前理应停药。但目前认为,术前不一定都停用降压药,根据病情需要,全面分析,麻醉前要谨慎处理伴随疾病。

(1)保持内环境稳定:适当纠正脱水、失血和电解质紊乱等。长期用神经节阻滞药降压药的患者,要特别注意对低钾、心律失常和脱水的纠正。

(2)徐脉治疗:脉搏徐缓时应用阿托品纠正。长期用神经节阻滞降压药者要注意对心动过缓、低血压的纠正。

(3)降压药治疗:急症患者舒张压＞120 mmHg 时,用时效短而不影响体内儿茶酚胺储量的降压药,如美卡明等。

麻醉前用药:术前药宜给阿托品,有利于麻醉诱导、维持及麻醉管理等。

2. 糖尿病　老年人糖尿病的发病率增高。高血糖所致靶器官的病理改变是糖尿病患者麻醉的主要危险因素。术前评估糖尿病并发症的严重程度。其晚期并发症病变程度直接影响病死率。

(1)糖尿病性冠心病:糖尿病患者心肌梗死发生率是常人的 2 倍,是最常见的死因。可无症状,心电图无诊断价值,运动心电图、心肌血液灌注图可诊断,冠状动脉造影可确诊。

(2)高血压:糖尿病患者患高血压主要用 α 受体阻滞药、钙通道阻滞药和血管紧张素转换酶抑制药治疗。慎用 β 受体阻滞药和利尿药。

(3)糖尿病心肌病:在无高血压及缺血性心脏病情况下引起特殊心肌病。

(4)控制血糖:择期手术术前应行内科治疗,控制糖尿病患者血糖、尿糖。凡服用降血糖药或注射长效胰岛素者,必须在术前改用正规胰岛素。术前病情若已用胰岛素基本控制,可按原来每日定时定量给予,可根据麻醉和手术的影响,另辅以小剂量的胰岛素。术前空腹血糖以 6.1～7.2 mmol/L 为佳,最高<11.1 mmol/L。术前查尿糖,若(一)～(＋),则只给原来日需量的胰岛素;若(＋＋),可另加 6 U;(＋＋＋)另加 10 U;(＋＋＋＋)另加 16 U 以上胰岛素。术前禁食者,可将其原应给的胰岛素的一次量减为原量的 2/3,余 1/3 留在麻醉开始后给予。除药物为主要准备措施外,还应增加营养,补充热量等,以便安全施术。

3.急性感染及高热　原则上手术应延期施行。急症手术,应同时采取抗感染和物理降温等治疗措施。

4.激素治疗者　长期应用激素治疗的患者,肾上腺皮质功能减退,容易发生休克,要予以注意。

(1)加大用药量:仍在用激素的患者,手术前 1 天和手术当天加大用量。

(2)麻醉前用药:术前 1～3 个月内曾使用激素治疗的患者,常规给预防药。行大手术者,麻醉前用药可肌注氢化可的松 100 mg,以后每 6 h1 次,连用 3 d;行小手术者,于术前给药时肌注氢化可的松 100 mg,以后每 6 h1 次,连用 24 h;或术前晚和术前各肌注 100 mg;行短时间疾病检查、处理者,于临麻醉前肌注氢化可的松 100 mg,手术中输注氢化可的松 100 mg。如术中已有循环功能不全,且对补充失血和升压药不敏感者,给予氢化可的松每次 100～300 mg输注,术终氢化可的松 50 mg 肌注,2 次;术后可肌注 50 mg,4 次,维持 3～5 d,逐渐撤停,以预防急性肾功能不全引起的低血压危象。

(3)麻醉前不用药:3 个月至 2 年内用过激素治疗者,术前可不给予激素。经严密观察,若有怀疑时即给。

(4)激素术前准备的适应证:①腺垂体功能减退或艾迪生病患者;②已行或拟行垂体切除或肾上腺切除者;③术前仍在服用激素者;④术前 3 个月内曾服用激素持续 1 个月以上者;⑤术前 3 个月内服用总量超过氢化可的松 1000 mg 以上者。

5.心血管病　有严重心律失常和心力衰竭的患者,经内科治疗(洋地黄等)心律恢复正常、心力衰竭得到控制后>1 周方能麻醉和手术。凡心力衰竭患者非急症者禁忌手术。心力衰竭Ⅳ级必须在心衰控制后 1 年方可考虑手术。近期有心肌梗死发作的非急症患者,3 个月内禁止手术,6 个月以后才能手术。术前长期用洋地黄药物时,要注意低血钾和洋地黄中毒。术中应备有持续心电图监测。

(1)术前心脏功能:心脏功能估计很重要,麻醉医师应熟练掌握。①先天性心脏病,无心力衰竭史、无缺氧,心脏代偿功能正常,接受一般性手术麻醉和手术中较安全,否则很危险;②后天性心脏病的估计方法,以体力活动试验为常用,根据患者活动后的表现估计心脏功能,分代偿功能 1～4 级。详见表 1-2;③屏气试验:患者安静后,令深吸气后作屏气,计算其屏气的最长时间。>30 s 者示心功能正常;<20 s 示心功能代偿低下,对麻醉耐受力差。是一简单

而实用的麻醉危险评估方法;④吹火柴试验:患者安静后,令深吸气后吹一定距离的火柴。能吹灭>6 cm的点燃火柴,示心肺功能尚可安全耐受麻醉。也是简单的麻醉危险评估方法之一;⑤起立试验:患者卧床 10 min 后,测量血压、脉搏,然后令患者突然从床上起立,再测血压、脉搏,2 min 后再测 1 次。血压改变在 20 mmHg 以上,脉率增快>20/min,示心功能低下,耐受麻醉力差。本法不适用于心功能Ⅳ级患者。

表1-2 心脏功能分级及其意义

心脏功能	屏气试验(s)	临床表现	心电图	运动试验	临床意义	麻醉耐受力
Ⅰ级	>30	日常劳动后无心悸、气短,一般体力活动不受限制	阴性	血压指数 50 %(=脉压÷舒张压)	心功能正常	良好
Ⅱ级	20~30	只能胜任较轻体力活动,体力活动稍受限制	阴性	血压指数<75 %或>25 %	心功能较差	麻醉处理正确恰当,耐受力仍好
Ⅲ级	10~20	不能胜任较一般的轻体力活动,出现心慌气短,必须静坐或卧床	阳性	血压指数>75 %或<25 %	心功能不全	麻醉前充分准备,麻醉中避免心脏负担
Ⅳ级	<10	不能平卧,端坐呼吸,肺底啰音,任何轻微活动即出现心慌、气短	阳性	血压指数>75 %或<25 %	心力衰竭	麻醉耐受力极差,手术必须推迟

(2)维持离子平衡:长期用利尿药和低盐饮食患者,有并发低血钾和低血钠的可能,术中易发生心律失常和休克。术前应做化验检查,缺钠、钾患者在严密观察、严格控制输液速度下补钠和钾,防输液过多。

(3)纠正贫血:若伴有失血和贫血,携氧能力减弱,可影响心肌供氧,术前应该少量多次输血,或输用红细胞悬液更优。避免增加心脏负担。

(4)术前洋地黄类药物治疗:对有心力衰竭史、心脏扩大、心电图示心室劳损或冠状动脉供血不足的患者,术前可使用地高辛 0.25 mg,每日 1~2 次。

(5)危及生命手术前准备:对严重冠心病、主动脉瓣狭窄或高度房室传导阻滞的患者必须施行急症手术者术前必备:①桡动脉穿刺插管直接测动脉压;②插 Swan-Ganz 导管测 PCWP;③体外心脏起搏器;④准备血管扩张药(硝普钠)、正性收缩药(多巴胺)、利多卡因、肾上腺素等;⑤备电击除颤器;⑥定时查动脉血气分析等。

6.单胺氧化酶抑制药治疗者 长期接受单胺氧化酶抑制药(MAOI)治疗的患者,如优降宁等,若施行择期手术,最好提前两周停止给药,后实施手术。MAOI 可增强镇痛药、巴比妥类药、麻醉药、肌松药和升压药的作用,容易引起低血压。即使停药两周仍可发生惊厥、昏迷、血压剧烈增高和降低等,麻醉前应做到:

(1)麻醉前用药:麻醉前药禁用哌替啶等镇痛药,可选用异丙嗪、咪达唑仑、阿托品或东莨菪碱等。

(2)麻醉选择:选局麻为宜,禁用腰麻和硬膜外麻醉,以免出现意外。

(3)麻醉用药:麻醉时应慎重,全麻药应减量。

(4)出现险情的处理:①静注氢化可的松 100~200 mg,每 30 分钟 1 次,加快输液;②血压过高时,静注酚妥拉明 5~10 mg,或 0.01 ％硝普钠,或乌拉地尔;③心动过速者,静注普萘洛尔 1~2 mg(β受体阻滞药),必要时可 10~15 min 重复使用。

7.创伤及休克患者 预防和积极治疗低血压,维持循环稳定。严重的低血压,特别是内出血合并出血性休克患者,应针对病因,快速大量的输血、补液,纠正脱水、电解质和酸碱紊乱,补充血容量的同时,适当使用升压药,使血压回升,并维持血压在 80 mmHg 以上,脉搏变慢时,方可施行手术。紧急抢救手术时,一方面抗休克,一方面紧急手术治疗。

8. 帕金森患者　术前用左旋多巴治疗的帕金森患者,手术前不必停药,一直用到手术前日晚,不用增强心肌敏感的麻醉药,如氟烷等。

9. 术前应用 β 受体阻滞药患者　术前应用 β 受体阻滞药,如普萘洛尔、吲哚洛尔治疗的冠心病或高血压病的患者,应在术前 2 周即开始逐渐停药,至术前 1 周停止。症状加重时,继用普萘洛尔直至术前 48 h。术前常规用阿托品,必要时术中追加 0.02 mg/kg。普萘洛尔在术中使用要慎重。

10. 呼吸疾病患者麻醉前评估及准备　麻醉患者合并呼吸系统病,以呼吸系统慢性感染和肺通气不全最多见,做好麻醉前准备和治疗,可明显降低围术期呼吸系统并发症及其病死率。

(1)哮喘患者:①肺功能检查,肺活量<1.0 L 或第 1 s<60 ％时,应延期施行麻醉。若必须施行手术,应慎重;②术前血气分析,PaO_2<46.2 mmHg,而 $PaCO_2$ 超过 46.2 mmHg,一般是病情相当严重的;③术前应进行有效的药物控制气管和支气管痉挛,一般用支气管扩张药、甲基黄嘌呤和色甘酸钠及激素治疗,缓解后施行麻醉。若用激素才能控制者,术前应加大剂量,术中应持续应用氢化可的松,并于术后维持一段时间;④注射抗生素抗肺部感染;⑤麻醉前用药,不用吗啡,而用哌替啶;⑥术中凡增加支气管收缩的药,包括麻醉药和引起组胺释放的药都禁用。

(2)麻醉前肺功能的估计:①测胸腔周径法。测量深吸气和深呼气时胸腔周径的差别,>4 cm,示无严重肺部疾病和肺功能不全;②吹火柴试验(见前心功能估计)。如将置于 10～15 cm 远火柴能吹灭者,示最大通气量(MVV)>40 L/min,肺储备功能好,否则储备低下。

(3)呼吸困难程度分级:呼吸系疾病引起的呼吸困难,根据正常步速、平道步行结束后观察,是衡量肺功能不全的主要临床指标,依此可做出评估,详见表 1-3。凡呼吸困难程度超过 Ⅱ 级的患者,术前应予以重视,要有 X 射线检查和肺功能测验。

表 1-3　呼吸困难程度分级

分级	依据
0	无呼吸困难
Ⅰ	能远走,但易疲劳,不愿步行
Ⅱ	步行距离有限,走稍长距离后需停步休息
Ⅲ	步行短距离即出现呼吸困难
Ⅳ	静息时也出现呼吸困难

(4)术前禁烟:术前禁烟至少 2 周。妇女月经期,非急症应延期手术。

(5)排痰:胸部叩击和体位引流,或雾化吸入等促使痰液排出。

第三节　麻醉选择

手术治疗的质量、效果和预后在很大程度上取决于麻醉方法。正确麻醉方法的选择也是麻醉质量、手术患者内环境保持稳定和麻醉前评估与处理正确的前提和标志。由麻醉医师决定每例手术用何种麻醉方法。

一、麻醉选择原则

(一)选择原则

临床麻醉的方法和药物选择十分重要,总的原则是既要达到无痛,便于手术操作,为手术创造必要的条件,满足手术的需要,又要保证患者安全、减少麻醉意外和并发症、主动维护和控制患者的生命体征。选用麻醉者最熟悉的麻醉方法,在保证麻醉期间呼吸循环生理功能稳定的前提下,达到镇痛良好、安全、舒适、简便,为满足手术需要创造必要的条件,并适当考虑患者的要求。

(二)评价标准

1.安全　掌握适应证和禁忌证,麻醉药和方法不危及患者的生命和健康,麻醉意外少,无麻醉致死或其他不良后果。这是麻醉的首要任务。

2.无痛　能够保证麻醉效果,使手术能在完全无痛(基本无痛)和无紧张的情况下实施。为患者营造无痛和舒适的环境和条件。

3.无害　麻醉药作用快,毒性小,无蓄积作用。对患者生理功能的影响限制在最小范围。能维持正常的生理功能,或对生理干扰小,即对心率、呼吸、血压影响小,对重要脏器损伤轻。将所产生的毒性和并发症能降到最低限度,且影响是可逆的。万一发生意外,能及时抢救,能快速有效地排除干扰,使手术自始至终地安全进行。

4.满足手术要求　麻醉效果能达到预期目的,能为疑难手术创造良好的条件,包括时间、深度、手术部位、范围等。如心脏、大血管手术的低温;胸腔手术的控制呼吸,便于手术操作;腹腔手术有足够的肌肉松弛,消除内脏牵拉反应;高血压患者手术及出血多的手术要及时控制降压等。使既往不能施行的手术成为可行,使不能耐受手术(或麻醉)的患者变得可以耐受。

5.睡眠无记忆　防止觉醒,因为术中觉醒给患者带来潜在的心理障碍性后遗症,听觉模糊记忆影响术后行为。

6.保持适当应激反应　能降低应激反应,阻断向心性手术刺激,血流动力学稳定,减少术中、术后出血,减少输血及其并发症,预防负氮平衡,降低病死率。

7.术后恢复快　麻醉中合理地利用了各药物之间的协同和拮抗作用,麻醉结束患者即醒,可以早期拔管,并在短时间内尽早完全恢复。

8.简便易行　麻醉技术难度不高,方法实用,使用简便,麻药花费不过大,容易掌握,平战能结合。

(三)选择参考依据

在选择麻醉时,务必全面考虑以下条件。

1.患者一般情况　依据患者年龄、性别、体格及心、肺、肝、肾功能等情况、病理生理改变、患者意见,手术患者病理和病情是主要的参考因素。

2.手术的性质和意图　取决于手术部位、切口、手术卧位、范围、深浅、繁简、创伤和刺激大小、手术时间的长短、是否需要肌肉松弛及手术时可能发生的意外等,如施行胸椎手术、胸壁手术、肾及肾上腺手术等,易误伤胸膜而发生气胸的可能,故采用气管内插管全麻。

3.麻醉设备条件　包括器械设备、药品条件和麻醉医师的技术水平条件(能力和熟练程度)。

4.麻醉药及麻醉方法 根据麻醉药的药理作用、性能和对患者病情的影响、麻醉方法本身的优缺点等,正确选择适当的麻醉药和麻醉方法,达到灵活机动,及时调整。根据术中病情变化及手术的具体情况与要求,能及时改变麻醉方法。

5.麻醉医师技术能力和经验 根据麻醉医师的技术能力、理论水平和经验:①充分参考术者的意见,选择安全性最大、对机体干扰最小的麻醉方法;②选择自己操作最熟练的方法;③若是危重患者或急症患者时,术前讨论或向上级请示,以保证患者的安全,减少麻醉意外和并发症;④用新的麻醉方法时,要了解新方法的优缺点,还要注意选年轻、健壮的受术者作为对象。

二、根据手术部位选择麻醉

(一)头部

可选局麻或支气管内插管吸入全麻。如颌面、耳鼻咽喉和颅脑手术。颌面外科患者,常因颞下颌关节疾病、瘢痕挛缩、肿瘤阻碍或对组织器官的推移、变位等,造成张口困难、头后仰受限、上气道的正常解剖位置异常等因素,往往导致气管内插管困难,故需要用鼻腔盲探插管法。颅内手术的麻醉选择,应考虑以对颅内压的影响最小的原则,去选用各种麻醉药和麻醉方法,并根据手术的具体要求及患者全身情况等,来权衡其利弊。

(二)颈部

最常见的是甲状腺手术,包括甲亢手术。可考虑局麻、颈丛或硬膜外阻滞。若颈部肿块过大,气道已有压迫或推移,致气管扭曲等已有呼吸困难者,或精神过于紧张而不合作者,可考虑选择气管内插管、复合全麻,以策安全。此类患者如有气管插管困难者,宜采取清醒气管内插管再行全麻较安全。

(三)胸部手术

1.胸壁 可选局麻、硬膜外或肋间神经阻滞、静脉复合或吸入麻醉。

2.胸内手术 以气管内插管静脉复合或吸入静脉复合麻醉为佳。也可选局麻或硬膜外阻滞,但应注意开胸后对呼吸生理的扰乱,肺部病变对呼吸功能的影响,肺内分泌物的控制。心脏手术选用低温体外循环下全凭静脉复合麻醉。

(四)腹部

硬膜外或腰硬膜联合阻滞比较理想而常选用。也可选腰麻。患者对硬膜外阻滞有禁忌、过度肥胖、过分紧张或全身情况较差或有危重休克、感染或内出血性患者,可用静脉复合或静吸复合、气管内插管全麻。达到无痛、肌松良好、抑制自主神经反射,术后对胃肠功能扰乱少。全麻时,配合肌松药,可减少对循环及肝、肾等功能影响,能提高麻醉手术的安全性。

(五)肛门会阴部

可选鞍麻或骶管麻醉较满意。有时选硬膜外阻滞,静脉复合全麻或静吸复合全麻。盆腔与妇产科手术绝大部分可在骶管麻醉、鞍麻或持续硬膜外麻醉下完成。

(六)脊柱四肢手术

1.脊柱手术 选局麻往往效果不佳,可用硬膜外阻滞或气管内插管静脉复合或静吸复合全麻。

2.上肢 臂丛阻滞和硬膜外阻滞最常用。高位硬膜外阻滞不如臂丛阻滞安全,臂丛阻滞也要预防气胸等并发症。必要时选气管内插管,静脉复合全麻或静吸复合全麻。

3.下肢 可选用腰麻、腰硬膜联合或硬膜外阻滞,能满足手术需要;气管内插管静脉复合或静吸复合少用。

4.断肢再植 该手术时间甚长,要求循环功能稳定,血管不发生痉挛,使再植的肢体供血良好,避免血栓形成。因患者失血量较多,血容量不足,常有代偿性的血管痉挛。要预防休克、补充血容量、输右旋糖酐-40等胶体液;改善微循环、预防血栓形成;纠正酸中毒,补充碱性药,防止发生毛细血管内凝血,减少血栓形成的机会。患者要处在比较安静的状态下,以保证手术的顺利进行及再植血管、神经的功能。麻醉的选择必须全面考虑,并作必要及时的处理。上肢选用持续臂丛阻滞或硬膜外阻滞,下肢选用硬膜外阻滞,麻醉要辅以足够的镇静或麻醉性镇痛药,减少患者因紧张情绪或疼痛刺激,所致的血管痉挛,满足手术要求。个别精神紧张或重度创伤,或严重休克者,可选用气管内插管,静脉复合或静吸复合全麻,但手术时间长,要控制麻药量,以防药物蓄积作用。术中应尽量避免用升压药物,要保温,避免室温过低刺激血管痉挛。

(七)烧伤及瘢痕整形手术

患者曾经过多次手术,对疼痛敏感,上肢可选用臂丛或硬膜外阻滞,下肢可选用硬膜外阻滞,麻醉中辅助一定量的镇痛、镇静药物,均可满意完成手术。手术面积大者或病情严重者,可选用气管内插管,静脉复合或静吸复合全麻。早期创面渗液丢失多,要及时补充血容量,预防休克。特别是头面部烧伤、颈胸或颈颏瘢痕粘连手术者,存在张口困难或颈部不能活动、头向前倾、呼吸困难等病理改变者,往往气管内插管操作十分困难。先要用鼻腔插管或行气管切开或瘢痕松解后方可上麻醉药。气道烧伤、呼吸困难者,应气管造口术。

三、特殊患者的麻醉选择

(一)常见特殊患者

1.有过敏史患者 即使选用局麻,也应注意过敏问题。对静脉麻醉药或吸入麻醉药发生过敏者少见。

2.贫血患者 用腰麻或硬膜外阻滞时,应预防血压下降。严重贫血或大失血者应禁用腰麻或硬膜外阻滞。以选气管内插管静脉复合全麻较安全。应给予较正常浓度高的氧气吸入。

3.癫痫患者 注意避免抽搐的因素,麻醉前苯妥英钠 0.1~0.2 g 或地西泮 10~20 mg 口服,以预防发作。选气管内插管,硫喷妥钠加琥珀胆碱诱导,维持麻醉不选用普鲁卡因或利多卡因静脉注射。

4.发热患者 无论采取何种麻醉方法,都应采取降温措施并充分供氧。

(二)高危及危重患者

1.全身衰竭 宜用局麻或神经阻滞,禁用腰麻,包括硬膜外阻滞。需用气管内插管,以浅全麻为妥。硫喷妥钠诱导时应减量,或清醒气管内插管,或用咪达唑仑、芬太尼、维库溴铵、丙泊酚静注诱导,气管内插管,浅全麻加肌松药维持,是安全、常用的方法。也可用气管内插管加硬膜外麻醉方法。

2.休克 由于休克患者对麻醉药的耐量低,对巴比妥类药物较敏感。创伤性休克要充分补充血容量,近年来,应用高渗盐水和右旋糖酐溶液有较好的疗效。严重休克时肾过滤率减低,肾排药物不宜应用。一般选用气管内插管、浅全麻维持,用对循环功能影响小的药物,并保持适当的呼吸交换量及供氧。禁忌椎管内麻醉方法。也可用气管内插管加硬膜外麻醉方法。

3.瘫痪　由于患者长期卧床,血容量潜在不足,循环代偿功能差,瘫痪平面高者,影响呼吸功能,或并发坠积性肺炎。胸$_7$以上损伤或病情严重者宜选气管内全麻,尽量不用琥珀胆碱,因其诱发高血钾;保证足够通气和循环稳定。胸$_7$以下损伤或病情较好者,可选硬膜外阻滞。

4.呼吸系统疾病　应根据以下情况选择。

(1)气道炎症:不宜选用吸入麻醉药,以静脉复合麻醉较理想。

(2)哮喘:术前应用色甘酸钠进行有效的药物控制,宜选哌替啶,均不宜用吗啡、硫喷妥钠和筒箭毒碱等,腰麻及高位硬膜外阻滞均应慎重。

(3)"湿肺"及活动性肺结核:由于有大量分泌物或咯血(肺结核活动期、肺炎、支气管感染、支气管扩张、肺脓肿和肺肿瘤等),应选支气管内插管。如用双腔管插管,可保证术中安全,并防止下气道阻塞和感染扩散。肺叶切除范围较大者,选用对气道刺激小的麻醉药。注意气道的管理。

5.心血管疾病

(1)非心脏手术:应把重点放在心脏问题上。若心脏功能差,术前、术中应适当地应用强心药物。心脏代偿功能较差的心脏病患者,只要不过分紧张,尽量采用局麻,或神经阻滞,配合镇静药。若选用气管内插管、静脉复合全麻时,深度应浅,肌松药均可选用。不宜使用抑制心脏功能的麻醉药和麻醉方法。心脏功能代偿较好的患者,仍可选用硬膜外阻滞,但应慎重。

(2)心血管手术:大而复杂的手术,如心内直视手术,应考虑气管内插管静脉复合全麻、低温麻醉和体外循环。选用药物及方法应避免导致缺氧、CO_2 蓄积和低血压,诱导应避免兴奋和挣扎。

(3)病态窦房结综合征患者:均选用静脉复合全麻,心率缓慢用阿托品等对抗,术中监测心电和血压,术前备好起搏器;经食管心房起搏安全。

6.神经系统疾病　包括颅脑外伤、颅内肿瘤摘除及脊髓手术,禁用腰麻,宜选气管内插管,适宜用效能微弱的麻药,如氧化亚氮、羟丁酸钠、氯胺酮或局麻比较安全。颅内术中充分供氧,预防脑肿胀、颅内压剧增。

7.肝病　对肝功能不全者,应选择对肝功能影响小的麻醉药或麻醉方法。避免用毒性较大的全身麻醉。用局麻、腰麻或硬膜外阻滞较好。全身情况差者在气管内插管下静脉复合全麻。选用羟丁酸钠、芬太尼、氟哌利多、地西泮及氯胺酮等对肝功能影响小的药物,全麻中应防止缺血、CO_2 蓄积和低血压。肝功能障碍者手术选用低温麻醉时,可加重凝血机制的扰乱,应十分审慎。

8.肾病　免用对肾有毒害、由肾脏排泄药物的麻醉方法。如戈拉碘铵、溴己氨胆碱和地高辛等。局麻、腰麻和硬膜外阻滞常用,全身情况差者,在气管内插管下静脉复合全麻。肾炎有水肿、尿少、严重贫血、血浆蛋白低下以及腹水,并常有血压的变化,均与麻醉有关,应避免选择影响血液酸碱平衡及易造成缺氧、CO_2 蓄积、血压波动大的麻醉药及麻醉方法。尿毒症患者,伴有昏迷、酸中毒和抽搐等,宜选局麻、神经阻滞;气管内插管静脉复合全麻时,可选用羟丁酸钠、氟哌利多、芬太尼等静脉麻醉药;选用不从肾排泄的肌松药,不选用硫喷妥钠。硬膜外阻滞及腰麻平面应控制得当,可慎选。

9.孕妇　忌全麻。腰麻要慎重,因为麻醉平面不好控制。宜选硬膜外阻滞(临产的平面最好不超过脐部)和局麻。

10. 小儿　在基础麻醉下加局麻。较复杂、较大的手术用静脉复合全麻也较恰当。腰麻、硬膜外阻滞或神经阻滞,只要施用得法,效果很好,但必须慎用,骶管阻滞效果也好。但均要配合基础麻醉。

11. 老年人　选用局麻或硬膜外阻滞(慎用,麻醉平面妥为掌握,麻药小剂量、分次)为妥。也选腰硬联合麻。全麻以静脉复合为宜。高血压患者若无心脑肾的并发症,麻醉的选择无问题。凡顽固性高血压经治疗不易下降者,血管弹性较差,血压波动较大,应注意麻醉对血压的影响。全身麻醉掌握得当,对循环影响较小,否则使血压波动剧烈,增加麻醉中的险情。长期服用降压药的患者,术中可能出现严重低血压,不宜选腰硬联合麻。

12. 糖尿病　以选局麻及神经阻滞较安全,也可首选硬膜外阻滞。硬膜外麻醉可减少神经内分泌的应激反应,减少分解代谢并发症,增加代谢稳定性。尽量避免全麻。若选全麻时,要注意控制血糖浓度,大剂量强效阿片类药可阻断应激反应,大剂量芬太尼能有效控制血糖,但要限制使用阿片类药物。选氧化亚氮、硫喷妥钠等对血糖影响小的全麻药。术前、术中应给予胰岛素。

（三）急症手术

1. 全身麻醉　主要用于颅脑外科、心包填塞、心胸外科、五官科的急症手术或多发性复杂性外伤患者。静脉复合或静吸复合全麻。注意防治休克,维持一定的血压等。

2. 硬膜外阻滞　禁忌急症手术,相对禁忌证慎用。注意麻醉管理。

3. 部位麻醉　局麻、颈丛、臂丛用于颈部、颌面部以及上肢手术等。

4. 小儿　选基础麻醉加局麻、部位麻醉或椎管内麻醉。

四、麻醉药选择

（一）一般要求

1. 用良好的麻醉药　良好麻醉药应具备以下标准。但目前尚无一种麻醉药能满足以下要求。

（1）诱导快:无刺激性、患者舒适,乐于接受。

（2）不影响生理:对生理无不良影响,在病情危重情况下也能使用。

（3）物理性能稳定:能与钠石灰接触,与光接触或长期贮存均不起变化。

（4）不燃烧爆炸:可用于多种麻醉方法。

（5）无蓄积:无个体差异或个体差异很小。

（6）作用强:麻醉效力强,能产生良好的催眠、止痛作用,并能随意控制麻醉深浅、苏醒快,安全可靠。

（7）对呼吸循环无影响:对呼吸无影响,循环易维持平稳。

（8）满足手术要求:如提供满足手术要求的肌肉松弛及其他特殊手术要求等。

2. 联合用药　在目前尚未发现单一麻醉药具备以上标准之前,临床上多采用两种以上的麻醉药联合应用,取长补短,发挥其各自优点,减少不良反应和危害,尽可能满足手术要求,是目前广泛应用的方法。近年来,国内外麻醉发展较快,众多新药物的引进,为麻醉药的多种选择提供了条件,但要达到最佳选择。

（二）吸入麻醉药

1. 安全　从患者生存利益出发,首先考虑吸入麻醉的安全性。

（1）麻醉药所需的浓度与氧浓度比例:如氧化亚氮需要高浓度时,氧浓度降低,易致缺氧。

(2)燃烧爆炸性能:目前应用氧化亚氮及氟类吸入全麻药,无燃烧爆炸的危险。

(3)稳定性:氟烷与加热的钠石灰接触即变质,产生剧毒物,说明化学性质不稳定;物理性质也不稳定,在蒸气饱和下,腐蚀锡、铝、黄铜和铅,又能溶解于橡胶和塑料,而后徐徐释出。

(4)安全性:氟烷安全界限小,扰乱心肌正常的应激性,对肝有毒性,肝炎、休克、心功能不全、心肌损害患者禁用。

(5)对自主神经系统功能:氟烷易使血压下降;恩氟烷吸入高浓度时,心排血量减少、血压下降、心率减慢等严重心肺功能不全、肝肾功能损害、癫痫、颅内压高患者勿用。控制性降压时,可选用氟烷配合。重危、重症肌无力和嗜铬细胞瘤患者皆选用恩氟烷。异氟烷心律稳定,增加脑血流量轻微,癫痫患者和颅脑外科首选异氟烷。

(6)对机体的毒性:氧化亚氮在无缺氧时无毒,对肝肾功能则无影响,肝肾功能不全者选用适宜。恩氟烷对肝肾功能损害的危险性存在,肝肾功能不全患者慎用。异氟烷是不引起肝损害的。

(7)对代谢与酸碱平衡的影响:氧化亚氮对大脑代谢有轻度刺激作用,并增加脑血流量(CBF);氟烷对肝的代谢明显抑制;七氟烷麻醉时 CBF 及脑氧代谢率(CMRO$_2$)明显减少,分别下降34％和52％;地氟烷使脑氧代谢下降,抗分解代谢强作用等。注意氟离子释放后的多尿性肾衰。

(8)麻醉后反应:氟烷、恩氟烷、异氟烷、七氟烷及地氟烷等苏醒后无呕吐反应。

(9)环境污染:废气排放虽可减少空气中麻醉气体浓度,但污染仍存在。

2.患者易接受 吸入全麻药的气味和刺激性常使患者不乐意接受。氟烷有水果样香味,七氟烷易被患者乐于接受,氟类麻醉药对气道黏膜无刺激,分泌物不增多,地氟烷对气道有轻度刺激作用。

3.麻醉效能强

(1)镇痛及麻醉效力:氧化亚氮麻醉效力弱,常作为辅助麻醉并用,氟烷、恩氟烷、七氟烷和地氟烷等效能强,可以单独使用。

(2)作用快慢:氟烷、恩氟烷、异氟烷、七氟烷和地氟烷作用快,诱导快。

(3)苏醒时间:氟类吸入全麻药苏醒快,可减少术后并发症的发生率。

(4)肌肉松弛效果:氧化亚氮肌松作用较差,氟类吸入全麻药中,地氟烷肌松作用最强。氟烷肌松作用最差。

4.药物价格高 恩氟烷、异氟烷、七氟烷和地氟烷效果好,但价格昂贵,广泛应用受到限制。

(三)静脉麻醉药

1.速效药 静脉麻醉药有对气道无刺激性、无燃烧爆炸危险等优点,适应证广,已被广泛接受。速效静脉药包括硫喷妥钠、丙泮尼地、阿法多龙、依托咪酯和丙泊酚等。

2.缓效药 包括有氯胺酮、地西泮、氟硝西泮、咪达唑仑、吗啡、哌替啶、芬太尼、阿芬太尼、神经安定镇痛药和羟丁酸钠等。

3.肌松药 胸部和上腹部手术需要肌松药复合。最适宜的肌松药是阿曲库铵、维库溴铵和米库氯铵等短效肌松药。

第四节　麻醉前用药

麻醉前为了减轻手术患者精神负担和提高麻醉效果,在病室内预先使用一些药物,称狭义的麻醉前用药。凡是为了手术顺利和麻醉效果完善及保证患者安全,麻醉前在病室内预先给患者使用的所有药物,为广义的麻醉前用药。包括止血药、抗生素及特殊用药等。

一、基本原则

1. 必须用药　任何一种麻醉方法都必须有麻醉前用药。

2. 按时投药　任何麻醉前用药都应按时给予,根据患者具体病情需要而适当掌握用量。麻醉前有疼痛的患者,宜加用吗啡或哌替啶等镇痛药。2岁左右的小儿需用较大剂量的镇静药。

3. 灵活运用　遇有年老、体弱、久病、孕妇、休克、糖尿病、酸中毒及毒血症等患者,若用强效麻醉药时,镇静药用量酌减或免用。麻醉前需多种药物复合应用时,因其有协同作用给予减量。急症、休克患者应在入手术室后静脉给药。如患者体温高、甲状腺功能亢进、身强力壮、过度兴奋、情绪紧张、长期嗜酒或经常使用催眠药时,或用局部神经阻滞或使用效能较弱的全身麻醉剂时,镇静药的用量宜酌增。

4. 及时补充　麻醉开始前,如麻醉前用药量不足时,则及时从静脉补充,特别是休克患者。

5. 特殊者减量　对老年、体弱和肝功能有严重损害者,哌替啶或吗啡用量应减少1/2~1/3。心脏病和高血压患者,宜用适量的吗啡或哌替啶。哮喘患者宜用异丙嗪。

6. 禁用中枢性镇痛药者　颅内压增高、严重肺感染、肺气肿、支气管哮喘、呼吸受抑制、急性气道梗阻(如巨大甲状腺囊肿压迫气管)、产妇、口腔手术及<2岁小儿,禁用吗啡等中枢性镇痛药。

7. 颠茄类药的用药原则　对老人、小儿、迷走神经紧张症、消化道手术、口腔手术、硫喷妥钠麻醉等,麻醉前给药应给予阿托品。而高热、严重脱水、甲状腺功能亢进、高血压病、心脏病及心动过速等,应给予东莨菪碱,而不用阿托品。对青光眼患者,颠茄类药应减量应用。对气道有浓稠痰液者,术前应充分清除分泌物,清除后再给予颠茄类药物,其用量可适当减少。阿托品与东莨菪碱的比较见表1-4。

表 1-4　阿托品与东莨菪碱比较

比较项目	阿托品	东莨菪碱
中枢神经	兴奋延髓以上高位中枢,疼痛时引起短时间谵妄	有中枢抑制(镇静和记忆缺失),谵妄作用强
呼吸	支气管平滑肌松弛作用强,分时通气量增加,拮抗吗啡呼吸抑制作用	支气管平滑肌松弛作用弱,增加无效腔量、拮抗吗啡的作用强
循环	阻滞迷走神经(心脏)作用强,增加心率,扩张皮肤血管,颜面红,口周苍白	对心率无影响、大剂量时增加
胃肠	松弛胃肠道平滑肌,抑制吗啡的致吐作用	松弛胃肠道平滑肌弱,抑制吗啡致吐作用
眼	0.6 mg 以下几乎无影响	引起散瞳与调节麻痹
分泌	抑制唾液腺及气道腺体分泌	抑制腺体分泌作用强

（续表）

比较项目	阿托品	东莨菪碱
基础代谢	大剂量可增加基础代谢，小剂量无明显影响	无影响
体温	可使婴幼儿体温上升	无影响
禁忌	发热的小儿、甲亢等	老年人（65 岁以上）、小儿、有剧痛兴奋躁动者
用量	成人 0.4～0.8 mg，小儿 0.01～0.03 mg/kg	成人 0.2～0.3 mg，小儿 0.003～0.006 mg/kg

8.丙嗪类禁忌　凡术前应用利血平等类药，或年老体弱、有失血性或中毒性休克及严重脱水未纠正者，麻醉中易于产生严重低血压，麻醉前用药中，丙嗪类应列为禁忌。即使是体质健壮的年轻患者，也宜谨慎。必须使用时，用药后严密观察血压，注意直立性低血压的发生，一旦低血压时，应及时予以处理。

9.防止用药过量　若术中呼吸循环受抑制是因麻醉前用药过量时，应暂停手术，或以局麻进行手术。

10.门诊手术　应按上述要求进行准备，术后若需要观察者，留门诊观察室观察。

11.小儿　应按年龄、体重和体表面积（m^2）计算（表 1-5）。

表 1-5　麻醉前用药剂量表

年龄	体重（平均值）（kg）	巴比妥类		阿片类			颠茄类		丙嗪类			咪达唑仑（mg）	氟哌利多（mg）
		异戊巴比妥（g）	苯巴比妥钠（g）	吗啡（mg）	哌替啶（mg）	可待因（mg）	阿托品（mg）	东莨菪碱（mg）	氯丙嗪（mg）	异丙嗪（mg）	乙酰马嗪（mg）		
新生儿	3						0.1	0.1					
1～3 个月	4～6						0.1	0.1					
4～12 个月	5～9						0.1	0.1					
1～2 岁	9～11	0.015	0.015	0.5	10.0	4.0	0.15	0.1	7	7			
3～4 岁	11～15	0.02	0.03	1.0	15.0	6.0	0.2	0.1	10	10			
4～6 岁	15～18	0.03～0.04	0.05	1.3	15～20	7.5	0.3	0.15	10	12			
7～8 岁	18～22	0.05	0.06	1.5	20～30	10.0	0.3	0.2	12	15			
9～10 岁	22～25	0.06	0.07	2.0	25～40	15.0	0.4	0.25	15	20			
11～12 岁	25～30	0.07	0.08	3.0	30～50	20.0	0.4	0.3	20	25			
12～14 岁	30～38	0.08	0.09	4～8	30～50	30.0	0.5	0.3	25	30			
14 岁至成人	38～50	0.09	0.1	8～10	40～50	30.0	0.5	0.3	25	30			
成人	50 以上	0.2～0.3	0.1～0.2	10～15	50～100	10～50	0.4～0.8	0.3～0.4	25～50	30～50	5～20	5～20	5
	mg/kg	2～4	3～5	0.05～0.2	0.5～1	0.3～1	0.01～0.02	0.01～0.02	0.5～1	0.5～1	0.4～0.5	0.02～0.05	0.04～0.4

二、麻醉前用药目的

1. **充分镇静**　患者麻醉前得到充分镇静,可减低患者对手术和麻醉的紧张情绪和恐惧心理,使麻醉诱导平稳,也便于麻醉操作的顺利进行。减轻术前置管、局麻、搬动体位时疼痛。

2. **减少麻醉药用量**　降低患者麻醉前新陈代谢,提高机体对手术的耐受力,减少麻药用量和氧的消耗,使麻醉的安全性增加。

3. **降低应激性**　降低患者麻醉前的应激性,预防某些麻药或麻醉方法引起的不良反应,减低和对抗麻醉药毒性。如巴比妥可对抗局麻药的毒性反应。

4. **加强麻醉作用**　提高痛阈,辅助某些麻醉效力不强的麻醉药(如氧化亚氮麻醉)的作用,增强镇痛,以便获得满意的麻醉效果。

5. **减少分泌**　减少口腔、气道和消化道腺体分泌,保证气道通畅,防止窒息。降低胃反流和误吸的危险,便于术中呼吸管理,减少术后肺并发症的发生。

6. **保持自主神经平衡**　降低麻醉中副交感神经过度兴奋,保持自主神经的平衡及稳定性,避免迷走神经的反射而发生心律失常和心搏骤停。

三、麻醉前用药方法

根据麻醉方法、患者的精神状态、全身情况、是否伴有并发症和手术的性质等原则,恰当合理地选用麻醉前用药,以达到预期效果(表1-6)。

表1-6　不同麻醉方式的麻醉前用药方法

麻醉方式	麻醉前用药方法	备注
吸入麻醉	手术当晚,内服长效巴比妥或苯二氮䓬类;手术当日,术前 60 min,肌注麻醉性镇痛类及颠茄类、咪达唑仑等	氟烷麻醉不用镇痛类
静脉复合(包括氯胺酮、γ-OH)麻醉	手术前晚,内服长效巴比妥或安定类;手术当日,术前 60 min,肌注颠茄类或苯二氮䓬类和镇痛类、咪达唑仑等	
小儿基础麻醉	手术当日,术前 60 min,肌注颠茄类和苯二氮䓬类	
神经阻滞或局麻	手术前晚,内服长效巴比妥;手术当日,术前 60~120 min,内服短效巴比妥或肌注颠茄类和镇痛类、咪达唑仑等	
椎管内麻醉(腰麻、腰硬联合和硬膜外麻醉)	手术前晚,内服长效巴比妥类;手术当日,术前 60 min,内服短效巴比妥,或肌注颠茄类和镇痛类、咪达唑仑等	颠茄类不能省
急症或临时改全麻	肌注颠茄类或并用咪达唑仑等	
表面麻醉	手术当日,术前,肌注颠茄类和巴比妥类、咪达唑仑等	
门诊手术	手术当日,肌注巴比妥或不用	

四、常用药物

1. **麻醉镇痛药(阿片类)**　提高痛阈,且与全身麻醉药起协同作用,可减少全身麻醉药的用量;使有手术前剧烈疼痛的患者安静合作;减轻椎管内麻醉患者腹部手术时内脏牵拉痛,常用药物如下。

(1)吗啡:每次 5~10 mg 或 0.15~0.2 mg/kg,术前 30~60 min,皮下或肌注。

(2)哌替啶:每次 50~100 mg 或 1~2 mg/kg,术前 30~60 min,皮下或肌注。

(3)芬太尼:每次 0.1 mg,术前 30 min,肌注。

2.颠茄类　能阻断节后胆碱能神经支配的效应器上的胆碱受体,使气道黏膜及唾液腺分泌减少,维持气道通畅;调整、稳定自主神经功能。

(1)阿托品:每次 0.4～0.8 mg,术前 30～60 min,皮下或肌注。

(2)东莨菪碱:每次 0.3～0.4 mg,术前 30～60 min 皮下,或肌注。

(3)长托宁(盐酸戊乙奎醚):0.5～1.0 mg,肌注。小儿,0.01～0.02 mg/kg,肌注。特别适用于需避免心率增快者(甲亢、心脏病等)。

3.镇静药　有镇静、催眠、解除焦虑、抗惊厥作用;苯二氮䓬类药还有遗忘及中枢性肌肉松弛作用,预防术中知晓作用明显;巴比妥类药还能预防局麻药毒性反应。

(1)巴比妥类:长效和短效巴比妥类多用。苯巴比妥 0.2～0.3 g,术前晚或术前 60～120 min,口服;异戊巴比妥(阿米妥)0.1～0.2 g,术前晚或术前 60～120 min,口服;司可巴妥(速可眠)0.1～0.2 g,术前 60～120 min,口服;苯巴比妥钠 0.1～0.2 g,术前 30～60 min,皮下或肌注;异戊巴比妥 0.1～0.2 g,术前 60 min,皮下或肌注。

(2)丙嗪类:氯丙嗪 25～50 mg,术前 60 min,深部肌注,6.25～25 mg,静脉注射,麻醉前15～20 min;异丙嗪 25～50 mg,术前 60 min,肌注或 12.5～25 mg 麻醉前 15～20 min,静注;乙酰丙嗪 10～20 mg,术前 60 min 肌注,或 5～10 mg,术前 15～20 min,静注。临床应用中将两者或三者合用,减少用量,不良反应小,作用更全面;或组成冬眠合剂,肌注或静注较常用。

(3)丁酰苯类:氟哌利多每次 5 mg,术前 30 min,肌注;氟哌啶醇每次 5 mg,术前 30 min,肌注。

(4)地西泮:每次 10～20 mg 或 0.1～0.2 mg/kg,术前 30～60 min 肌注或静注。或 5～7.5 mg,术前晚口服。长效如劳拉西泮等。咪达唑仑 2.5～5 mg,术前 30～60 min,肌注。

(5)萝芙木类:利血平不单独作麻醉前用药,但长期服用利血平治疗者,其他镇静药应减量或免用。

第五节　麻醉器械的准备与管理

一、准备内容

无论采用何种麻醉方法,术前都应对麻醉器械做好各项准备和检查。准备导管、喉镜、氧气、麻醉机、监测仪器、吸引器、听诊器、牙垫、光源、气管导丝、通气道、面罩和麻醉药、麻醉中用药、特殊用药、抢救用药等,充分齐全,备好的药品标签应明确,钠石灰罐避免遗漏和钠石灰效果失灵,保证能正常使用。

二、无菌管理

为了预防切口和肺部等组织器官感染及院内交叉感染,一切麻醉用具和器械均应于术前、术后按常规进行清洗处理和灭菌消毒,叫作麻醉器械的无菌处理。

1.氧气筒　进入手术室前必须擦拭干净。

2.麻醉机　应于手术后清拭干净,必要时加用肥皂粉和去污粉,要求拭净所有污物血迹、灰尘后,然后用紫外线或电子灭菌器照射消毒 60 min。

3.蒸发罐　每次麻醉后将罐内剩余的吸入麻醉剂倒出,内外清拭干净。用线芯挥发罐时,将杆芯用自来水洗净后晾干。

4. 呼吸回路　麻醉机的贮气囊、螺纹管、活瓣和四头固定带于术后清洗(必要时加用肥皂)净后,投入 1∶2000 汞或 0.05 %聚维酮碘(碘伏)液或灭菌王液中灭菌 30 min,而后用清水冲净、晾干备用;或甲醛蒸气熏蒸 12 h 后备用。加热水的湿化器,应每隔 48～72 h 进行清洗,干燥处理,备用。喷雾器隔 48 h 清洗后,用乙醇消毒。

5. 附属设备　橡皮面罩、三通接管、双腔支气管导管之接头等,先刷洗干净,以 70 %乙醇浸泡 30 min 或按上述方法处理。

6. 抢救器材等　开口器、金属口咽通气道、舌钳子、插管、金属开放点滴口罩、吸痰缸等金属质的用具,洗净后用 70 %乙醇浸泡 30 min,或高压蒸汽消毒后,才可使用,或用液状石蜡涂抹保护备用。

7. 气管导管等　气管内导管、牙垫、吸痰管等,均于术后用血管钳、细刷子,将其内外彻底清除干净一切痰迹,尤其是靠近斜面开口的内外、吸引管内腔等处不易清洗干净,先经吸引器多次吸引清水,将分泌物吸冲干净,洗净污垢后,用 70 %乙醇浸泡 30 min,或同第 4 条处理。特别是小儿用品。

8. 麻醉喉镜　喉镜、喉镜片用后先清洗擦拭,重点是后侧接电柄附近,干净后,用 75 %乙醇浸泡 30 min。喷雾器的置入口腔部分,用 75 %乙醇浸泡 30 min。

9. 支气管导管　气管内或支气管内导管在用前先装上气套囊(大小松紧必须合适),而后再用 70 %乙醇浸泡 30 min。气套囊的小管不能浸入,防止乙醇等消毒液进入不易晾干而黏着。或同第 4 条处理。目前多选用一次性导管。

10. 血压计袖带　血压计气囊套污染时,用肥皂洗净。

11. 麻醉设备　使用过的麻醉机、麻醉桌、病历牌、血压计于每次手术后擦拭干净。用紫外线或电子灭菌器消毒 20～30 min。

12. 滑润剂　气管内导管上应用的滑润剂应高压灭菌。

13. 一般感染者术后　凡气道感染者术后,一般不易灭菌的部分,如麻醉机、桌等均用 2 %甲酚水擦拭,而后用清水清洗。结核病患者用具要专用或作特殊灭菌处理,消毒液浸泡要酌情延长至 2 h 以上。尔后用清水冲洗,再放入甲醛熏箱内消毒 12 h。

14. 特殊感染者术后　破伤风和气性坏疽患者术后的麻醉器械,可留置在手术间内,用甲醛-高锰酸钾(20 ml 甲醛加入 10 g 高锰酸钾)蒸气消毒后再取出。破伤风患者用过的麻醉器具,用 1∶2000 高锰酸钾液浸泡;气性坏疽患者用过的,泡入 1∶1000 氯己定液中,再按一般清洁消毒处理。

15. 肺棘球蚴病(包虫病)术后　所用的各种用具,如气管导管、咽喉镜、吸痰管、牙垫等,均应在 5 %甲醛液中浸泡 30 min 以上,管腔内也应充满消毒液,然后清水冲洗、消毒。不便于浸泡的物件,均以 5 %甲醛溶液纱布擦洗处理。

16. 硬膜外或腰麻穿刺针　用后用清水冲洗干净,置于常规穿刺包内高压蒸汽消毒后备用。急用时可煮沸 10 min 或 0.05 %聚维酮碘(碘伏)中浸泡 2 h 后备用。

17. 硬膜外导管　用清水冲洗管腔内外,煮沸法灭菌 5 min 后,浸泡于 0.05 %聚维酮碘或 70 %乙醇瓶中备用。或高压灭菌最为实用。临使用前用无菌蒸馏水或生理盐水冲洗管腔内外后再用。

18. 橡胶类用品术后　不经常使用的橡胶类用品,如双腔导管应于清拭或灭菌后,涂上滑石粉,存放阴凉处妥善保管备用。

19.金属类用具术后　不经常使用的金属类用具,应于清拭后灭菌涂以油类,妥善保管备用。

20.呼吸器用后处理　呼吸器用后用清水冲洗管道,在 0.05 ％聚维酮碘中浸泡 30 min,清水冲洗、晾干后备用。

第六节　特殊血管穿刺及置管

血管穿刺后,将针留置或置入导管,作为术中输液、补血、给药治疗、采取生理研究标本血样及有创监测的重要途径。麻醉医师必须掌握此项基本技术,成为各种穿刺及置管的熟练者和能手,学会处理各种应急情况,更好地提高危重和复苏患者救治率。特殊血管穿刺及置管包括中心静脉压、周围动脉压和肺动脉压测定的操作方法、步骤和临床价值等。

一、静脉穿刺及置管

1.一般输液输血　以上肢静脉为首选,其中贵要静脉、头静脉及手背静脉,便于麻醉科医师管理,较少引起血管痉挛。

2.大量输血及补液　当其他静脉穿刺失败时,选颈外静脉、颈内静脉、锁骨下静脉和股静脉行深静脉穿刺、置管。

3.中心静脉压(CVP)监测或高营养液输入　多用颈内及锁骨下静脉,并需用导丝导引置管;也有由股静脉置管入上腔静脉。

4.特殊情况处置　术中突然发生意外,需紧急大量输血时,由手术者在手术野置管入较大静脉,有时也可长时间留置,如腹内手术可选用门静脉或生殖静脉,开胸可选用奇静脉或右心房等置管。

二、中心静脉压测定及置管

中心静脉压是测定近心脏上、下腔静脉或右心房内的压力,了解回心血量与心脏功能状况的指标。操作简单方便,不需特殊设备,临床应用很广。

(一)置管指征

1.创伤及危重患者　严重的创伤、休克及急性循环衰竭等危重患者。

2.长期输液患者　长期输液或静脉抗生素治疗的患者。

3.静脉高营养　需要静脉高营养治疗者。

4.CVP 测定　接受大量、快速输血和输液的患者,CVP 的测定可指导输入量和速度。

5.重症监测　体外循环、心血管代偿功能不全的患者,进行危险性较大的手术,或手术本身可引起血流动力学显著的变化,如嗜铬细胞瘤、大动脉瘤和心内直视手术等,有利于维持循环。

6.生理药理研究　研究麻药或治疗用药对循环系统的作用等时收集有关资料。

7.安置心脏起搏器　经导管安置临时心脏起搏器。

8.液体复苏及水电解质平衡　严重烧伤、肾衰竭做人工肾透析的患者,或其他原因致水电解质难以保持平衡的患者,在 CVP 观察下快速输液较安全。

（二）置管途径

目前多数采用经皮穿刺锁骨下静脉或颈内静脉进行置管是经皮穿刺置入中心静脉导管的最佳途径。股静脉穿刺经下腔静脉置管的应用目前已减少,因在腹股沟插管有引起血栓性静脉炎和败血症的危险。经肘静脉置管失败较多,经颈外静脉置管不容易成功,故现不多用。

（三）经皮穿刺置入中心静脉导管

1.穿刺 选好穿刺皮肤位点,常规消毒,套管针穿刺,穿刺成功后,经穿刺针置入导管。

2.置管 置入静脉的导管,以硅胶管为佳,软硬度合适,导管要严格消毒。置入导管长度分别为:经颈内静脉插入的,15～20 cm;从下肢静脉插入的,自切口至剑突的距离加 3～4 cm,成人 40～50 cm;从上肢静脉插入的,自切口至右侧肋骨胸骨旁的距离,成人 40～50 cm;经锁骨下静脉插入的,右侧 10～12 cm,左侧 12～15 cm。置入的导管须先接注射器,注射器吸满生理盐水液体,当回吸有静脉血时,插入所需深度后退出穿刺针,留管。插管时动作要轻柔,以免发生血管破裂。遇有阻力时,要使导管稍微改变方向,再行插管。

3.预防气栓 插管完成后,连接输注液体时,要注意预防气栓进入导管。导管用无菌丝线固定于皮肤,无菌纱布覆盖、胶布固定。

4.管理 长时间留管的患者,每隔 2～3 d,更换敷料 1 次,如局部皮肤有感染迹象或皮肤发红时,须拔管,并做导管细菌培养及药敏试验。大静脉内留管时间,可达 6～8 周,留管到时间后,若病情仍需要时,须拔管重新穿刺,拔管后压迫穿刺点 3～5 min,重新以敷料覆盖固定。

（四）颈内静脉穿刺置管

右颈内静脉不但离右房最近,且与无名静脉、上腔静脉几成一直线相连,易暴露,置管后易管理且安全,是最佳置管位点。

1.优点 颈内静脉颇粗,扩张时直径可达 2 cm。解剖部位固定,较少变异,不受年龄、肥胖等因素的影响。尤其右侧气胸、血胸、胸导管及臂丛神经损伤的机会较少,故较多选用,因右侧与无名静脉和上腔静脉几成一直线,加之胸导管位于左侧,胸膜顶右侧又低于左侧,且右颈内静脉血流波动可引导穿刺,穿刺置管较易成功且安全。

2.体位 仰卧,头低 15°～30°,使静脉充盈;头后仰偏向对侧;小儿及颈短者,肩下垫以薄枕,以使颈部放松。麻醉科医师站于患者头前。常规消毒穿刺位点。

3.穿刺置管方法 分别在胸锁乳突肌的前、中、后三种不同的入路选择穿刺点。

（1）前路:于胸锁乳突肌前缘向内推开颈总动脉,以其中点作为穿刺点。针与皮肤成 30°～45°,针尖指向同侧锁骨中、内 1/3 交界处前进,常在胸锁乳突肌中段后面进入静脉,易穿刺成功。此法又叫前位进针或 Boulanger 法。

（2）中路:由胸锁乳突肌下端胸骨头与锁骨头和锁骨上缘所组成的三角形(称胸锁乳突肌三角),颈内静脉正好位于此三角的中心位置,在三角形的顶角做穿刺点,针与皮肤成 30°,针尖指向尾骨前进。若穿刺未成功,针尖可向外偏斜 5°～10°,指向胸锁乳突肌锁骨头内侧缘前进;或针尖朝同侧的乳头方向前进。一般进针 2～3 cm 即入静脉。即为中路或中位进针法。

（3）后路:从胸锁乳突肌的外缘中、下 1/3 交界处进针,在此部位颈内静脉位于胸锁乳突肌的下面略偏外侧,针尖指向胸骨上窝方向推进,即可刺入静脉,称为后路或后位进针法。此法较可靠,易于插入导管。

4.穿刺管理要点

(1)试穿:颈内静脉先用 7 号穿刺针,接注射器,内装生理盐水 2～3 ml,穿刺点皮肤先用透皮针穿一孔开道,然后按上法穿刺,边进针边回吸,有静脉血时拔出。随即换套管针行穿刺,见静脉血,即按上述操作法连接。不允许用粗针多次试穿,为安全起见,可采用小针头试穿的办法。

(2)进针深度:进针深度 4 cm 即可,以免进针过深而发生气胸。

(3)不选左侧:一般不做左颈内静脉穿刺,以免伤及胸导管。

(4)预防并发症:并发症为血胸、气胸、颈部血肿压迫气道、纵隔血肿、心包填塞、Horner征、乳糜管损伤、臂丛损伤、膈神经损害、气栓、皮下气肿、气管穿孔、动静脉瘘及误入蛛网膜下腔等。

(五)锁骨下静脉穿刺置管

锁骨下静脉穿刺置入中心静脉导管也是最常用的方法。

1.优点　锁骨下静脉位于锁骨内侧面,长 3～4 cm。较表浅粗大,直径约 2.5 cm,多处于开张状态,浅面无重要组织器官解剖结构,穿刺易成功;可以重复多次穿刺应用。

2.禁忌证　①局部感染;②锁骨和肩胛外伤患者;③胸廓畸形或有明显肺气肿;④凝血障碍者;⑤上腔静脉综合征;⑥应用起搏器的患者;⑦多发性血栓性静脉炎。

3.体位　同颈内静脉穿刺,头低 10°～20°。

4.穿刺置管方法　穿刺可经锁骨上及锁骨下两种进路。

(1)经锁骨下进路:于锁骨中、内 1/3 交界处,紧靠锁骨下缘进针,针尖指向锁骨胸骨端的后上缘前进;或于锁骨中心,在锁骨下缘一横指处,针尖指向胸骨上切迹进针,即可刺入静脉。若未刺中,可退针至皮下,使针尖向甲状软骨前进。在穿刺中,针与胸壁呈水平位,预防过深引起并发症。有一定概率的气胸并发症,是较少采用的主要原因。

(2)锁骨上进路:在胸锁乳突肌锁骨头的外侧缘与锁骨上 1 cm 的相交点为进针点,针与锁骨或矢状面(中线)成 45°,在冠状面针保持水平面或向前偏 15°指向胸锁关节前进,通常进针 1.5～2.0 cm 即可进入静脉。静脉较为浅在,易于刺中,误伤臂丛神经,或误刺胸膜及锁骨下动脉的机会较少。故安全性可有保证,成功率较颈内静脉为高。

5.穿刺管理要点　锁骨下穿刺须注意以下两点。

(1)用透皮针开道:用透皮针戳的皮肤口要大,使套管针通过皮肤、皮下组织无明显阻力,保护外套管不被组织引起裂开或卷曲,使穿刺容易成功。

(2)预防并发症:预防空气栓塞、血肿、感染等。

三、双导管穿刺及置管

双导管指一条静脉内置入两根导管或两条静脉各置一管,是大量输液,或同时输入不同营养液或药物时的需要。若保护良好,导管可放置 8 周。一条静脉置入双管,有多种方法。

1.两点穿刺　通常多用锁骨下静脉,或同时自锁骨上、下进针,置两管。

2.利用导丝　用导丝的具体做法:①先做静脉穿刺,置入导丝;②顺导丝再次做穿刺,将套管针的外套管留置,针芯拔去;③用长导管套入导丝,插入至上腔,退出导丝;④将导丝置入第 2 针的套管,拔去套管,顺导丝套入第 2 根长导管至上腔,再退导丝,完成操作。

3.穿刺管理要点　注入导丝或导管仅至上腔静脉而止,若进入心室和心房,可能导致心律失常或心搏骤停。

四、周围动脉穿刺及置管

1. 适应证　外周动脉穿刺后,将针留置或置入导管,为血流动力学有创监测的重要途径之一,应用较广,多用于如下情况。

(1)连续有创动脉压监测:重症患者做持续的直接动脉压监测,包括循环功能不全,体外循环心内直视手术,大血管外科及颅内手术等,了解危重患者瞬间的血压变化。

(2)控制性降压时血压监测:拟行控制性降压者,连续监测降低的血压值。

(3)休克患者等抢救时监测血压:严重低血压、休克和需反复测量血压的患者。或间接测压有困难者,脉压狭窄难以测出者,动脉直接测压,可准确地测量。

(4)采取血样标本:采动脉血样标本做血气分析和 pH 测定者,可减少动脉采血的困难、穿刺不适和频繁的穿刺损伤,提高测量数据的准确性。

(5)监测心排血量:用染料稀释法测量心排血量。

(6)抢救复苏:紧急时用作动脉输血、输液,是紧急抢救的措施之一。

(7)液体过荷抢救:液量过荷时,用作紧急放血的通道之一。

(8)鉴定升压药的效果:鉴定某血管收缩药的疗效时,宜连续监测动脉内压力,这是进行科学研究的方法之一。

2. 动脉的选择　一般选择中等粗细、较表浅的动脉血管,常选用桡动脉、肱动脉、腋动脉、尺动脉、股动脉、足背动脉等。最常选用的为桡动脉穿刺或直视穿刺置管。

3. Allen 试验　为了预防桡动脉穿刺测压不会影响掌浅弓的血供。在施行桡动脉压直接监测穿刺前,应做 Allen 试验。

(1)标准:用 Allen 试验估计尺动脉的掌浅弓血流,正常 $<5\sim7$ s,平均 3 s。$0\sim7$ s 为血供良好,$8\sim15$ s 为可疑,>15 s 为血供不足。>7 s 为 Allen 试验阳性。不宜选桡动脉穿刺行直接动脉压监测。

(2)操作:患者前臂上举,令做交替握拳及放松动作,然后紧握拳,以尽量驱走手内血液。术者用两拇指紧按压腕桡、尺动脉部位,以阻断手部血供。令患者松拳,此时见手掌面苍白,无血色,示驱血有效。术者放松压迫尺动脉的拇指,桡动脉仍紧压不放,在 5 s 内,如见全部掌面红润,示尺、桡动脉之间有侧支,可做桡动脉穿刺,否则不能穿刺。

4. 指脉搏容积波法　指脉搏容积波(尺桡、尺、桡指脉搏)测试来自尺动脉的掌浅弓的血供,较 Allen 试验更加可靠科学。

五、测定肺动脉压穿刺及置管

1. 微导管　导管经周围静脉插管入肺动脉。
2. 气囊漂浮导管　目前临床上多经皮由颈内静脉或锁骨下静脉穿刺插管。

第七节　气管内插管应激反应的预防

现代麻醉的基本条件和目的之一,就是麻醉前要降低、预防和控制围麻醉期的应激反应,增加围麻醉期患者的安全性。对气管插管应激反应的危害应予以重视预防。

一、麻醉应激反应概述

应激是机体对手术和外来刺激所表现出来的一种复杂的、代谢的、激素的和血流动力学的保护性反应。应激反应是指机体受到强烈刺激而发生的以交感神经兴奋和丘脑下部-腺垂体-肾上腺皮质功能增强为主要特点的一种非特异性防御反应。围术期应激反应是麻醉和手术共同面临的临床实际问题。应激反应起初可防止机体的进一步损伤,但长时间的应激可产生不良后果,出现高血压、心动过速、释放皮质素、细胞素和淋巴因子及产生代谢紊乱等。

麻醉和手术的创伤和心理因素作为应激原可引起机体的强烈反应。气管内插管术的操作刺激气管黏膜会产生显著的心血管应激反应,为喉镜暴露声门与压迫口、咽、喉、气管的感受器和插管刺激引起防御性神经反射所致。是潜在危险因素之一。

（一）应激反应的机制

围术期应激反应的确切机制未明,主要与以下因素有关。

1. 神经刺激　插管刺激引起全身躯体和内脏自主神经反射,插管时交感神经过度兴奋。

2. 体液因子　插管刺激使血中儿茶酚胺等增高,如儿茶酚胺、促肾上腺皮质激素（ACTH）、胆碱乙酰化酶（CH）、5-羟色胺（5-HT）、组胺、P-LPH、β-EP、皮质醇、血栓素 A_2（TXA_2）等体液增加,会严重改变和影响生理功能。

（二）临床表现

插管时表现为血压升高、心率加快、外周和肺循环血管阻力升高、心律失常、心电图缺血性改变等心血管不良反应。

（三）降低应激反应的措施及优点

麻醉前增强抵抗力,使患者处在最佳状态;阻断向心的手术刺激;用心理治疗和药物干预的方法抑制应激反应。其优点如下。

1. 保持血流动力学稳定,使心肌氧供需平衡。

2. 抑制体液活性物质释放,如儿茶酚胺、皮质激素等。

3. 改善缺血引起的心功能不全,减少心肌缺血发生及严重程度。

4. 保持血糖在正常范围,减少分解代谢,预防负氮平衡。

5. 增强免疫系统功能,保护人体内吞噬细胞（NK-C）功能,减少术后感染并发症。

6. 实施控制性降压,可减少出血和输血及其并发症。

7. 超前镇痛作用,增加镇痛药的镇痛效果。延长术后镇痛时间。

8. 保护纤溶机制,防止高凝状态和血栓形成。

9. 减少术后氧耗,缩短术后通气支持疗法。

10. 转归好,可提高存活率,降低病死率。

二、围麻醉期应激反应的调控

（一）麻醉前调控

麻醉前调控和降低应激反应,对预防围术期心脑血管意外发生十分重要。从患者被告知接受手术治疗开始,术前应做到以下几个方面。

1. 术前访视　针对患者的精神顾虑,耐心解释,帮助患者消除各种疑虑、恐惧和焦虑,降低术前应激反应。

2.药物控制和干预 麻醉前应用地西泮、咪达唑仑、巴比妥类药以及麻醉性镇痛药等,均能显著降低术前应激反应。

3.基础麻醉 基础麻醉可消除病儿与父母分离的痛苦。

(二)全麻诱导期控制

对喉镜窥视和全麻诱导气管内插管引起的显著血压升高、心率加快等循环系统不良反应,可用下面药物控制和干预。

1.表面麻醉 喷入 4 %利多卡因于患者咽、喉、气管内,在置入喉镜前 2 min,静注利卡多因 2 mg/kg,可有效地预防气管插管反应。

2.α 和 β 受体阻滞药 是针对血压升高、心率加快的治标药物。

(1)安替洛尔(Atenobl):β 受体阻滞药,拮抗儿茶酚胺。50~100 mg 术前 2~4 h 口服,减轻插管时心率增快和血压增高效果优于普萘洛尔。

(2)拉贝洛尔(Labetalol):α 和 β 双重受体阻滞药。可降低卧位时的血压和周围血管阻力,不降低心排血量和心搏量。冠心病者麻醉前 12 h 静注 0.1~0.5 mg/kg,随后持续输注0.1 mg/(kg·h)至诱导前。插管时心率、平均动脉压(MAP)、收缩压心率乘积(RPP)显著降低。

(3)埃斯莫洛尔(Esmolol):超短效 β_1 受体阻滞药,选择性作用于心脏。麻醉前静注 100~200 mg 或 2 mg/kg,均能显著抑制插管反应。

3.降压药 是拮抗血压升高的治标方法。

(1)三磷腺苷(ATP):直接降低血压。将其 1~2 mg/kg 稀释成 10 ml,在琥珀胆碱之后静脉注射,收缩压(SP)、心率和 RPP 与术前比无显著差异。注意其降解后产生磷酸,后者与钙镁离子结合致明显心动过缓或心律失常。

(2)硝酸甘油(NTG):自鼻腔滴入,0.75 μg/kg,滴鼻后,插管时平均动脉压和 RPP 明显降低。适用于缺血性心脏病和心功能不良者。

(3)硝酸异山梨醇(Isosorbide Dinitrate,ISDN):80 μg/kg,或 10~20 mg 溶于 250 ml 溶液中输注,20~40 μg/min,在置喉镜时使用,恰好抑制升压反应。

(4)曲咪芬(Trimetaphan,TMP):短效交感神经阻滞药。0.5~1 mg/kg,静注,或 250 mg 加入 5 %葡萄糖液 250 ml 内(1 mg/ml)输注,有抑制 RPP 效果。

(5)可乐定(Clonidine):中枢 α_2 受体激动药,口服后吸收 70 %~80 %,30~60 min 产生降压效果明显。麻醉前口服 4~5 μg/kg,可有效地控制术前高血压。可预防和减轻气管插管应激反应,与咪达唑仑联用效果更好。

(6)乌拉地尔(应宁定,Urapidil):0.5~0.6 mg/kg,静注,能抑制插管反应。快速静注效好。降血压有一定限度,不会发生低血压危险,相当安全。

(7)硫酸镁:于诱导前静注 60 mg/kg,能抑制血压升高和心率加快、血浆儿茶酚胺水平升高。镁离子降低细胞兴奋性,减少交感神经递质释放,直接舒张血管平滑肌,也有松弛横纹肌作用。

4.镇痛药 麻醉性镇痛药在预防插管反应上既治标又治本。

(1)吗啡类:吗啡 0.1~0.2 mg/kg,或哌替啶 1~2 mg/kg,麻醉前静注,抑制插管反应及儿茶酚胺释放。

(2)芬太尼类:芬太尼 3.5~8 μg/kg,阿芬太尼 15~75 μg/kg,舒芬太尼 0.5~1 μg/kg,洛芬太尼(Lofentanil,R34995)0.6~1 μg/kg 和瑞芬太尼(Remifentanil)1 μg/kg 加 80 mg 丙

泊酚静注麻醉诱导,显著抑制插管反应。

(3)其他:如丁丙诺非 8 μg/kg、二氢埃托啡 0.6～0.8 μg/kg 和丙泊酚 2.5 mg/kg 麻醉诱导气管内插管静注,均抑制插管反应。

5.钙离子通道阻滞药　抑制血管平滑肌膜钙离子内流而扩张血管(动脉)和负性心肌变时变力作用来拮抗插管反应,起治标作用。

(1)硝苯地平(NIF):诱导前 10 min 舌下含服 10 mg,或 NIF 10 mg 用生理盐水配成 2 ml 悬液,诱导前 5 min 滴鼻,能预防插管反应。

(2)维拉帕米:5～10 mg 以 5 ％葡萄糖液稀释后,静注 0.1～0.15 mg/kg,可有效地预防插管时血压升高,除心率增快外;血压、MAP 及 RPP 均无明显变化。适用于插管困难、有脑瘤或主动脉瘤的患者。不适于缺血性心脏病、传导阻滞和循环功能低下的患者,因其抑制窦房结和房室结的自律性和传导性。

(3)地尔硫䓬:插管前 1 min 缓慢静脉注射 0.2～0.3 mg/kg,MAP、RPP 显著降低,心率升高。

(4)尼卡地平:按 10～30 μg/kg,于置管前 1 min 静注,插管前、中、后期循环系统非常稳定。是预防插管反应较安全、有效、合适的钙通道阻滞药。

(5)其他:尼群地平 10～20 mg、尼莫地平 15～20 mg 口服等,均有效抑制插管反应。

6.联合用药　以取长补短、复合诱导用药的原则,预防气管内插管时的心血管应激反应。

(三)加深麻醉或改进插管方法

1.加深麻醉　麻醉抑制应激反应。诱导时加大吸入麻醉药的浓度,可有效地减弱气管内插管的应激反应。但不适于缺血性心脏病或心力衰竭等患者。提高监测手段,保证插管时有一定麻醉深度。

2.改进插管技术　技术熟练,缩短喉镜显露声门和插管的时间,可减弱插管反应。故要加强学习,平时应苦练基本操作,这对初学者尤为重要。

3.复合麻醉　一些重大手术选用硬膜外麻醉与全麻合用,可减弱插管反应。

第二章 神经外科手术麻醉

第一节 麻醉对脑生理功能的影响

机体的高级神经活动都是由大脑主宰完成的,大脑的生理功能非常复杂,代谢极为活跃,其生理功能的正常发挥与脑血供与氧供有严格的依赖关系。麻醉通过影响大脑的生理功能而使机体的高级神经活动全部或部分受到抑制,避免或减轻各种刺激对机体的伤害,保证患者的安全和手术顺利进行。

一、麻醉药与脑血流及脑代谢的关系

脑代谢率对脑血流可产生重要影响,而决定脑血流的直接因素是脑灌注压,脑灌注压是指平均动脉压与小静脉刚进入硬脑膜窦时的压力差。许多麻醉用药可影响动脉压和脑代谢,进而影响脑血流。

(一)静脉麻醉药

1.硫喷妥钠 对脑血流的自身调节和对二氧化碳的反应正常。镇静剂量对脑血流和代谢无影响,意识消失时脑代谢率可降低 36 %,达到手术麻醉深度时降低 36 %~50 %。硫喷妥钠使脑血流减少,主要是由于该药所致的脑血管收缩、脑代谢受抑制,故大脑血流的减少不会引起脑损伤,对脑代谢的抑制主要是抑制神经元的电生理活动(而非维持细胞整合所需要的能量)。

2.依托咪酯 对脑代谢的抑制同硫喷妥钠相似,所不同的是依托咪酯注射初期脑代谢率急剧下降。脑血流的最大降低发生于脑代谢最大降低之前,可能与依托咪酯直接引起脑血管收缩有关。

3.丙泊酚 与硫喷妥钠相似,对脑血流和脑代谢的抑制程度与剂量相关,但可保留二氧化碳的反应性。通过抑制脑代谢使脑血流相应降低,还可降低平均动脉压和脑灌注压。

4.羟丁酸钠 长时间、大剂量应用可出现酸中毒,可使脑血管收缩,脑血流和脑代谢降低,可造成暂时性、相对性脑缺血。用作麻醉诱导时可增加脑灌注压。

5.氯胺酮 是唯一可以增加脑血流和脑代谢的静脉麻醉药。

6.神经安定药(氟哌利多与芬太尼合剂) 对脑代谢影响较轻,可减少脑血流。

(二)吸入麻醉药

所有吸入麻醉药都不同程度地扩张脑血管,增加脑血流,且抑制脑血管的自身调节,干扰对二氧化碳的反应。氟类吸入麻醉药降低脑代谢,氧化亚氮增加脑代谢。脑血管的扩张效应:氟烷>恩氟烷>异氟烷、氧化亚氮和七氟烷。

(三)麻醉性镇痛药

单独使用麻醉性镇痛药对脑血流和脑代谢没有影响,甚至可以增加脑血流。临床研究结果不一,是因为与其他药物联合应用所致。

(四)肌松药

肌松药不能通过血-脑屏障,可间接影响脑血流,主要降低脑血管阻力和静脉回流阻力,

对脑代谢没有影响。

二、麻醉药对颅压的影响

麻醉药对颅压的影响主要有两方面，一是对脑血管的影响，二是通过对脑脊液的产生和吸收的影响，两者最终都引起脑容量的变化。脑外科手术在硬脑膜剪开后，脑脊液被吸走，脑脊液产生增加和吸收减少已不重要。

（一）静脉全麻药对颅压的影响

氯胺酮能兴奋脑功能，增加脑血流和脑代谢，颅压也相应增高。其他静脉麻醉药不引起颅压增高，甚至可降低颅压，如硫喷妥钠、丙泊酚均可不同程度地降低颅压，苯二氮䓬类药物和依托米酯对颅压无影响，均可安全地应用于颅压升高的患者。

（二）吸入全麻药对颅压的影响

所有的吸入麻醉药可不同程度地引起脑血管扩张，致使颅压也随之相应增高，在程度上氟烷＞恩氟烷＞异氟烷、氧化亚氮和七氟烷。

（三）麻醉性镇痛药

单独使用麻醉性镇痛药，因其不影响脑血管的自动调节，故对颅压正常的患者没有影响，对已有颅压升高的患者，舒芬太尼可降低颅压。

（四）肌松药

琥珀胆碱因其可产生肌颤，一过性影响静脉回流，而致颅压增高。非去极化肌松药有组胺释放作用，组胺可引起脑血管扩张，颅压增高。

三、气管内插管对颅压的影响

大多数的神经外科手术需在气管内插管全身麻醉下进行，而气管内插管的技术操作可间接引起颅压改变。从喉镜置入暴露声门到气管导管放置到气管内，尽管临床上通过加大诱导药物的剂量，应用心血管活性药物，甚至气管内表面麻醉，但整个过程仍伴有不同程度的心血管应激反应，这种反应可致颅压升高。

四、暂时带管与气管内插管拔除对颅压的影响

神经外科患者手术结束后，是保留还是拔除气管内插管要根据不同病情和手术要求，以及术后监护条件而决定，两者各有利弊，且对颅压的影响也不尽相同。目前临床上随着病房监护条件的改善，多数患者术后，于自主呼吸恢复后带管回病房监护室，维持适当的镇静 1～2 h 后拔管，在这段时间内只要患者能耐受气管内插管，一般不会引起颅压升高，如果镇静效果不够，患者发生呛咳，将会引起颅压剧升，严重时会引起颅内出血，影响手术效果。对带管的患者一定要密切监护，认真观察患者的镇静程度，防止镇静不足。无论带管时间多长，最终必将拔除。神经外科手术的患者拔管期间可引发心血管应激反应，拔除气管内插管时对气管壁及咽喉部的摩擦刺激常引起剧烈呛咳，直接造成脑静脉回流受阻而致颅压升高，呛咳可造成脑组织震荡而使手术创面出血，甚至导致手术失败。

第二节　神经外科手术麻醉的处理

一、术前评估与准备

神经外科手术患者术需常规访视,了解患者全身情况及主要脏器功能,做出 ASA 评级。对 ASAⅢ、Ⅳ级患者,要严格掌握手术麻醉适应证并选择手术时机。对下列情况应采取预防和治疗措施,以提高麻醉的安全性。

1. 有颅内压增高和脑疝危象,需要紧急脱水治疗,应用 20 ％甘露醇 1 g/kg 快速静滴,速尿 20～40 mg 静脉注射,对缓解颅内高压、脑水肿疗效明显。有梗阻性脑积水,应立即行侧脑室引流术。

2. 有呼吸困难、通气不足所致低血氧症,需尽快建立有效通气,确保气道畅通,评估术后难以在短期内清醒者,应行气管插管。颅脑外伤已有大量误吸的患者,首要任务是行气管插管清理呼吸道,并用生理盐水稀释冲洗呼吸道,及时使用有效抗生素和肾上腺皮质激素防治呼吸道感染,充分吸氧后行手术。

3. 低血压、快心率往往是颅脑外伤合并其他脏器损伤(肝、脾破裂、肾、胸、腹以及盆骨损伤等所致大出血),应及时补充血容量后再行手术或同时进行颅脑手术和其他手术。注意纠正休克,及时挽救患者生命。

4. 由于长期颅内压增高而导致频繁呕吐,致脱水和电解质紊乱患者,应在术前尽快纠正。降颅压时应注意出入量平衡,应入量大于出量,并从静脉补充营养,待病情稳定后行手术。

5. 由垂体和颅咽管瘤合并血糖升高和尿崩症等内分泌紊乱,术前也应及时给予处理。

6. 癫痫发作者术前应用抗癫痫药和镇静药制止癫痫发作,地西泮 10～30 mg 静脉滴注,必要时给予冬眠合剂。如癫痫系持续发作,应用 1.25 ％～2.5 ％硫喷妥钠静脉注射缓解发作,同时注意呼吸支持和氧供。

7. 由于脑外伤、高血压、脑出血、脑血管破裂所致蛛网膜下隙出血,使血小板释放活性物质致脑血管痉挛,常用药物有尼莫地平 10 mg,静脉注射,每日 2 次。也可应用其他缓解脑血管痉挛的药物,能有效降低脑血管痉挛引发的并发症和死亡率。

8. 术前用药对没有明显颅脑高压、呼吸抑制患者术前可常规用药,用量可根据病情酌情减量;对于重症患者,有明显颅脑高压和呼吸抑制患者,镇痛和镇静药原则上应慎用,否则会导致高 CO_2 血症。

9. 监测除常规血压、心电图、心率、动脉血氧饱和度,还应监测有创动脉压、血气分析、呼气末 CO_2、CVP 以及尿量等。

10. 神经外科手术麻醉的特点

(1)安全无痛:麻醉要镇痛完全,对生理扰乱小,对代谢、血液化学、循环和呼吸影响最小。

(2)肌肉松弛:在确保患者安全的条件下,麻醉要有足够的肌肉松弛。肌松药不能滥用,要有计划的慎重应用。

(3)降低患者应激反应:要及时处理腹腔神经丛的反射——迷走神经反射。要重视术中内脏牵连反射和神经反射的问题,积极预防和认真处理,严密观察患者的反应,如血压下降,脉搏宽大和心动过缓等。可辅助局部内脏神经封闭或应用镇痛镇静药,以阻断神经反射和向心的手术刺激,维持神经平稳。

(4)术中应保证输液通畅,均匀输血,防止输液针头脱出。如果一旦发生大出血,补充血容量不及时,或是长时间的低血压状态,可引起严重后果,甚至危及生命。

二、麻醉方法

1.局部麻醉　在患者合作的情况下,适用于简单的颅外手术、钻孔引流术、神经放射介入治疗及立体定向功能神经外科手术等。头皮浸润用0.5%普鲁卡因(或0.75%利多卡因)含1:20万肾上腺素,手术开始时静脉滴入氟哌利多2.5 mg、芬太尼0.05～0.1 mg,增加患者对手术的耐受能力。

2.全身麻醉　气管插管全身麻醉是现代常用麻醉方法,为了达到满意的麻醉效果,即诱导快速、平稳,插管时心血管反应小,麻醉维持平稳对各项生命体征影响小,目前临床上较多使用静吸复合麻醉。

(1)麻醉诱导:①硫喷妥钠(4～8 mg/kg);芬太尼(4～8 μg/kg)或舒芬太尼(0.5～1.0 μg/kg)静脉注射+维库溴铵(0.1 μg/kg)静脉注射;②丙泊酚(1.5～2 mg/kg);咪达唑仑(0.1～0.3 mg/kg)+维库溴铵(0.1 mg/kg)+芬太尼(5 μg/kg)静脉注射;③对冠心病或心血管功能较差的患者,依托咪酯(0.3～0.4 mg/kg)+芬太尼(5 μg/kg)+维库溴铵(0.1 mg/kg)+艾司洛尔[500 μg/(kg·min)],在充分吸氧过度通气情况下行气管插管。

(2)麻醉维持:①常采用吸入异氟烷(或安氟烷、七氟烷等)加非去极化肌肉松弛药及麻醉性镇定药;②静脉维持泵注丙泊酚[4～6 mg/(kg·h)]或咪达唑仑[0.1 mg/(kg·h)],配合吸入异氟烷(安氟烷、七氯烷等),按需加入镇痛药及非去极化肌肉松弛药;③全凭静脉麻醉,使用把控技术(TCI),静脉输注丙泊酚+瑞芬太尼及非去极化肌肉松弛药。

3.麻醉管理

(1)仰卧头高位促进脑静脉引流,有利于降低ICP;俯卧位应注意维持循环稳定和呼吸通畅,并固定好气管导管位置。

(2)开颅前需使用较大剂量麻醉镇痛药如芬太尼,手术结束前1～2 h禁止使用长效镇痛剂如哌替啶、吗啡等,有利于术后患者及时苏醒和良好通气。

(3)术中间断给肌松剂,应及时追加用量,防止患者躁动。对上神经元损伤患者和软瘫患者,应用肌松剂宜小剂量,应用苯妥因钠对非去极化肌松剂有拮抗作用,应加大肌松剂使用剂量。

(4)该类患者手术期间宜机械通气,并间断行过度通气,保持$P_{ET}CO_2$在4.0 kPa左右。

(5)术毕患者应迅速苏醒,但又不能有屏气或呛咳现象以免使颅内压升高、脑出血等,可使用拉贝洛尔、艾司洛尔、尼莫地平控制血压升高,也可使用芬太尼0.05 mg静脉注射,或2%利多卡因2 mL行气管内注入防止呛咳反射导致颅内压升高、脑出血等。

(6)液体管理:术前禁食、禁水,丢失量按8～10 mL/kg静脉滴注,手术中液体维持按4～6 mL/kg补给,患者术前应用脱水剂,已有明显高涨状态,补充液应是生理盐水或等张胶体液。多数学者认为神经外科患者应维持血浆渗透压浓度达到305～320 mmol/L较为理想,达不到时应使用脱水利尿剂。

(7)使用大剂量脱水利尿剂患者,可产生大量利尿作用,术中应加强对钾、钠、血糖和血浆渗透浓度测定,以利于及时发现和纠正。

第三节　颅脑外伤患者的麻醉

一、颅脑外伤患者的病理生理

颅脑外伤按其病理生理过程可分为原发性损伤和继发性损伤。受伤的瞬间,先为不同程度的原发性损伤,然后继发于血管和血液学的改变而引起脑血流减少,从而导致脑缺血和缺氧,脑水肿,颅压增高,进一步发生脑疝,导致死亡。因此,临床上需要对继发性损伤病理生理过程进行干预,防止其进一步发展加重损伤。

脑血流的改变:

研究证明,脑外伤患者在创伤急性期即可发生脑血流的变化,严重脑外伤患者约 30 % 在外伤后 4 h 内发生缺血性改变。目前认为,这种外伤后缺血性改变是一种直接的反应性变化,而非全身性低血压所致,尽管后者可加重缺血性改变。

影响继发性改变的其他因素:

(一)高血压和低血压

由于原发性损伤之后,脑的顺应性发生改变,甚至有颅内出血,颅压增高,无论高血压还是低血压都将加重脑损伤。由于自身调节功能损害,低血压造成脑灌注压减少,导致脑缺血;而高血压可造成血管源性脑水肿,进一步升高颅压,引起脑灌注压降低。在自身调节功能保持完整的情况下,低血压可引起代偿性脑血管扩张,脑血容量增加,进而使颅压增高,造成脑灌注压进一步降低,产生恶性循环,又称为恶性循环级联反应。

(二)高血糖症

在脑缺血、缺氧的情况下,葡萄糖无氧酵解增加,产生过多的乳酸在脑组织中蓄积,可引起神经元损害。

(三)低氧血症和高二氧化碳血症

低氧血症和高二氧化碳血症都可引起颅脑损伤患者脑血管扩张,颅压增高、脑组织水肿,从而可加重脑损伤。

(四)脑损伤的机制

主要是在脑缺血的情况下激活了病理性神经毒性过程,包括兴奋性氨基酸的释放、大量氧自由基的产生、细胞内钙超载、局部 NO 产生等,最终引起脑水肿加重和神经元不可逆性损害。

(五)脑水肿

外伤后脑水肿和脑肿胀使脑容量增加、颅压增高,导致继发性脑损害,重者发生脑疝,甚至死亡。脑水肿分为五种情况:血管源性、细胞毒性、水平衡性、低渗性和间质性。

1.血管性脑水肿　脑组织损伤可破坏血-脑屏障,致使毛细血管的通透性与跨壁压增加,以及间质中血管外水潴留,从而造成血管源性脑水肿。由于组胺、缓激肽、花生四烯酸、超氧化物和羟自由基、氧自由基等引起内皮细胞膜受损,激活内皮细胞的胞饮作用和内皮结合部的破裂,使毛细血管通透性增加。其次,研究发现体温升高、高碳酸血症可使内皮细胞跨膜压增高,导致毛细血管前阻力血管松弛,使脑水肿发生率和范围增加。另外,蛋白分子电负荷的改变使血管外水潴留。由于白蛋白为阴离子蛋白,容易通过受损的血-脑屏障,然后由外皮细胞清除。相反,IgG 片段为阳离子蛋白,则黏附于阴离子结合部位,而潴留于间质中。临床上脑出血、慢性硬脑膜下血肿和脑肿瘤附近的水肿,均属于血管源性水肿。

2.水平衡性水肿　细胞毒性水肿的主要机制是在脑血流减少的情况下,能量缺乏使细胞膜泵(Na-K-ATP 酶)功能受损,进而引起一系列的生化级联反应,使细胞外钾增加,细胞内钙增高,膜功能损害可引起细胞不可逆性损伤。由梗死造成的局灶性或全脑缺血、低氧,均可导致细胞毒性水肿的形成。

3.流体静力性水肿　由于跨血管壁压力梯度增加,使细胞外液积聚。脑血管自身调节功能受损,可引起毛细血管跨壁压急剧增加。如急性硬脑膜外血肿清除后使颅内压突然下降,导致脑血管跨壁压突然增加,出现一侧脑半球弥漫性水肿。

4.低渗透压性水肿　严重血浆渗透压降低和低钠血症是渗透性脑水肿的主要原因。脑胶体渗透压超过血浆渗透压,水分即被吸收入脑。当血清钠浓度低于 125 mmol/L 时可引起脑水肿。此外,由于性激素的不同,在同一血清钠浓度时,女性较男性更易发生脑水肿。

5.间质性脑水肿　阻塞性脑积水、脑室过度扩大可使脑脊液-脑屏障破裂,导致脑脊液渗透到周围脑组织并向脑白质细胞外蔓延,在临床上可出现一种明显的非血管性脑水肿,即间质性脑水肿。这类水肿一旦发生,可导致脑缺血和神经元损害。

颅脑外伤初期由于静脉容量血管的扩张,脑血容量增加而出现脑肿胀,而不单是脑组织含水量的增加。其神经源性因素包括脑干刺激和脑循环中释放血管活性物质等。因此,早期的脑水肿主要由于脑血管自身调节功能下降,而脑干损害则影响动脉扩张,或静脉梗阻导致充血性或梗阻性脑水肿。如处理不当或不及时,在脑外伤的后期,随着脑水肿加重,颅内高压,脑灌注压下降,引起脑缺血,生化级联反应发生改变,发生复合性脑水肿,即血管性和细胞毒性脑水肿。

二、麻醉处理要点

(一)术前准确评估

由于颅脑外伤病情严重,麻醉医师应首先确保患者的呼吸道通畅,供氧应充分,及时开放静脉通路,以稳定循环,为抢救赢得时间,然后在极短的时间内迅速与家属沟通,了解相关病情,并掌握生命体征和主要脏器的功能情况,了解患者既往有无其他疾病,受伤前饮食情况,有无饮酒过量,目前心肺功能状况,有无合并其他脏器损伤。脑外伤患者常因颅内压增高而发生呕吐,甚至误吸,所以这类患者均应视为饱胃患者,在插管前和插管时都应防止误吸。

(二)麻醉前合理用药

颅脑外伤患者一般不用术前镇静药,只给阿托品或东莨菪碱等抗胆碱药即可。无论何种镇静药都可引起患者呼吸抑制,特别是患者已存在呼吸减弱、呼吸节律异常或呼吸道不畅,即使少量的镇静药也可能造成呼吸抑制,使动脉血中二氧化碳分压增加,引起颅压增高。对于躁动的患者,一定要在密切监护情况下方可给予镇静。

(三)术中密切监测

术中常规监测有:心电图(ECG)、脉搏、血氧饱和度(SPO$_2$)、呼气末二氧化碳分压(P$_{ET}$CO$_2$)、体温、尿量以及袖带血压。必要时还应动脉有创测压、动脉血气分析和电解质分析。怀疑血流动力学不稳、估计失血较多或术中可能大出血,应行深静脉穿刺置管。为操作和管理方便,穿刺点以选择股静脉为宜。

（四）麻醉诱导

颅脑外伤患者的麻醉诱导非常关键，诱导过程当中血流动力学的急剧变化将会加重脑损伤；颅脑外伤患者常常饱胃，诱导过程中发生误吸，会使病情复杂化；颅脑外伤患者常合并其他部位脏器的损伤，如颈椎损伤、胸部损伤、肝脾破裂等；此外，颅脑外伤的老年患者可合并严重的心肺疾患。因此，如不加考虑，贸然进行常规诱导，势必酿成大祸，引发纠纷。

对于全身状况较好、无其他合并症的单纯脑外伤患者，麻醉诱导用药可以选丙泊酚、咪达唑仑、芬太尼和非去极化肌松药。丙泊酚作为目前静脉麻醉药的主打药物，也适用于脑外伤患者，可降低颅压和脑代谢率，并能清除氧自由基，对大脑有一定的保护作用。应用咪达唑仑，可减少诱导期丙泊酚的用量，对减少患者医疗费用有积极作用，同时也降低因单纯应用丙泊酚所引起的低血压发生率，若患者血容量明显不足。可单独应用咪达唑仑为宜，避免应用丙泊酚引起严重低血压而加重脑损伤。咪达唑仑和丙泊酚的用量一定要个体化，一般情况下可用咪达唑仑 $4\sim8$ mg，丙泊酚 $30\sim50$ mg。肌松药以非去极化肌松药为宜，如必须选用去极化肌松药，应注意有反流与误吸、增高颅压和导致高血钾的可能。非去极化肌松药以中、长效为主，如罗库溴铵（$0.6\sim1$ mg/kg）、维库溴铵（0.1 mg/kg）以及哌库溴铵（0.1 mg/kg）。麻醉用药的顺序对诱导的平稳也有影响，先给予芬太尼（1.5 μg/kg），后给咪达唑仑，再给肌松药，30 s后给丙泊酚。这种给药方法既可避免丙泊酚注射痛刺激，又能使各种麻醉诱导用药的作用高峰时间叠加一致，可减少气管内插管应激反应。气管内插管前采用 2 ％利多卡因行气管表面麻醉，可使插管反应降到理想程度，最大限度地维持麻醉诱导平稳。

对于全身状况较差、合并其他脏器损伤或伴有其他合并症的患者，麻醉诱导应当慎重。

1. 对病情危重、反应极差或呼吸微弱甚至停止的患者，可直接或气管表面麻醉下插管。

2. 对于发生过呕吐的患者，应在吸引清除口咽部滞留物后，再进行诱导用药，在面罩加压控制呼吸之前，应由助手压迫喉结，防止胃内容物再次溢出加重误吸，在气管内插管成功后，用生理盐水灌洗，尽可能吸引清除误吸物，以利于气体交换。

3. 对其他合并症的患者，特别是心功能较差，甚至心力衰竭患者，首先应用强心药，选择诱导药物，如采用咪达唑仑、依托咪酯等，配合适量的芬太尼和肌松药。

4. 合并其他脏器损伤的患者，尤其是内脏大出血者，应进行积极的抗休克治疗，在血压回升、心率接近正常的情况下，谨慎地进行麻醉诱导与气管内插管，以免延误手术时机。诱导用药应选择对血压影响轻、且对大脑有保护作用的药物，如咪达唑仑，即使这样，用药量也应减少，以避免血压剧烈波动。

（五）麻醉维持

颅脑外伤的患者一般都存在不同程度的颅内压增高，因此，麻醉维持一般不单独采用吸入全身麻醉，目前较多采用静脉复合全身麻醉或静脉吸入复合麻醉。静脉复合全身麻醉的维持采用静脉间断注射麻醉性镇痛药和肌松药，持续泵入静脉全麻药。麻醉性镇痛药以芬太尼为主，有条件的可用舒芬太尼和阿芬太尼，哌替啶较少使用。麻醉性镇痛药的用量一般应根据患者的实际情况决定，切忌量大，静脉全麻药也是如此。肌松药应选择对颅内压影响小的阿曲库铵、维库溴铵和哌库溴铵等。静脉全身麻醉药目前最为常用的是咪达唑仑和丙泊酚。丙泊酚优势更为明显，因手术医师希望术后能尽早评估患者的神经系统功能，丙泊酚起效和苏醒都快，而且还有脑保护作用，故选用丙泊酚更为有益。

　　静脉吸入复合麻醉维持是在静脉复合麻醉的基础上增加了气管内挥发性麻醉药的吸入。静脉复合麻醉的维持同上不再赘述。应该注意的是吸入麻醉药的选择,吸入麻醉药有脑血管扩张作用,异氟烷扩张作用最弱,适合应用。

（六）术中管理

　　颅脑外伤患者容量管理非常重要。临床上常用脉搏、血压、尿量等指标进行监测。需要注意的是脑外伤患者常用脱水剂,用尿量判断液体平衡情况不准确。最好监测中心静脉压,尤其是合并内脏出血休克者。在液体种类上,晶体液以乳酸钠林格液、平衡盐液和生理盐水为佳,应避免应用含糖液。有大出血者,紧急时可选用胶体液,如代血浆、琥珀酰明胶（血定安）、万汶等。颅脑外伤患者血-脑屏障可能存在不同程度的损害,万汶有预防毛细血管渗漏的作用,从理论上讲,输注万汶可能优于其他血浆代用品。术中应注意失血量估计的准确性,适量输血,防止血液过度稀释,术中血细胞比容最好维持在0.30左右。

　　术中保持过度通气,维持呼气末二氧化碳分压 30～35 mmHg,有利于颅压的控制。术中除了密切监测患者生命体征外,还应观察手术步骤,对手术的进程有所了解。因为脑外伤患者由于颅压升高,致交感神经兴奋性增高、血中儿茶酚胺上升,易掩盖血容量不足,一旦开颅剪开脑膜,容易发生低血压,严重者可致心搏骤停。此外,麻醉医师在观察手术操作期间,应结合所监测的生命体征指标变化,及时与手术医师沟通,并根据术中生命体征变化,做出准确的判断和正确的解释及处理。

（七）麻醉恢复期的管理

　　麻醉恢复期的管理非常重要,不能掉以轻心。麻醉医师应根据病情做出相应的处理。早期拔除气管内插管,有利于手术医师及时进行神经系统检查,对手术效果做出及时评估。但必须掌握拔管时机,若患者出现不耐管倾向,且呼之睁眼,可给予少量丙泊酚,吸净气管内和口腔内分泌物后,拔除气管内插管。应尽可能避免麻醉过浅和拔管时剧烈呛咳,以免由此而引起颅内压增高和颅内创面出血。

　　对术前情况较差、多脏器损伤或有其他严重合并症者,尤其是昏迷患者,宜保留气管导管或做气管切开,以利于术后呼吸道管理,有条件者护送专科 ICU 或综合 ICU。

三、麻醉注意事项

　　颅脑外伤患者麻醉一个最为关键的问题是,一定不能只注意颅脑外伤的情况而忽略了对其他脏器外伤的观察,以免贻误治疗,导致不良后果。入室后开放两条静脉通路,以备快速输血、输液,抢救休克和大出血。

　　无论哪种麻醉方法,麻醉诱导时都应防止误吸,以免使病情复杂化。手术过程中避免使用增高颅压的药物,控制呼气末二氧化碳分压,维持患者一定程度的过度通气。术中应注意患者水、电解质的情况,特别是患者大量应用脱水剂,极易引起水、电解质紊乱,液体量可以略欠一些,切不可过量,必要时输血,避免应用含糖液体。术中注意避免血压剧烈波动而诱发脑血管痉挛,加重脑损伤,影响术后神经功能的恢复。

　　脑外伤患者术后切不可盲目拔除气管导管,严重的脑水肿或脑干损伤,随时可能发生呼吸暂停,甚至死亡危险。

第四节　颅内血管病变患者的麻醉

一、颅内血管病变的病理及临床表现

颅内血管病变包括高血压动脉粥样硬化性脑出血、颅内动脉瘤、颅内血管畸形等。多数是因突发出血而就诊，平时没有症状，或头痛的症状被忽略，因此起病较急，多数需行急诊手术。

(一)高血压动脉粥样硬化性脑出血

高血压动脉粥样硬化性脑出血在临床上最常见，尤其是随着社会的老龄化和饮食结构的改变，其发生率有增加的趋势。高血压和动脉粥样硬化互为因果，互相影响。高血压的患者颅内血管壁由于长期受到高压力的冲击而发生损伤，损伤的部位在修复过程期间，有的恢复良好，有的会发生脂类沉积，沉积的脂类物质可形成斑块，此处的血管壁弹性降低，脆性加大，在突然受到更大的血流冲击力的情况下，血管壁即破裂发生出血。如剧烈运动、情绪激动、饮酒等因素，可使患者突然头痛、恶心、呕吐以及意识障碍，严重者很快深昏迷，四肢瘫痪，眼球固定，瞳孔针尖样，高热，病情迅速恶化，数小时内死亡。特别是饮酒后，易误认为醉酒，颅脑CT可帮助确诊。

(二)颅内动脉瘤

颅内动脉瘤是由于脑血管发育异常而产生的脑血管瘤样突起。好发于颅底动脉及其临近动脉的主干上，常在动脉分支处呈囊状突出。颅内动脉瘤的病因可能是先天性动脉发育异常或缺陷、动脉粥样硬化、感染、创伤等，形成动脉瘤的一个共同因素是血流动力学的冲击因素，致使薄弱的血管壁呈现瘤样突起。临床上颅内动脉瘤在破裂前常无症状或仅有局灶症状，表现为一过性轻微头痛;破裂后症状严重，出现突发的、非常剧烈的头痛，常被误诊为流感、脑膜炎、颈椎间盘突出、偏头痛、心脏病以及诈病等。患者可有不同程度的意识障碍，部分患者就诊时可能完全缓解，患者是否有过突发性剧烈头痛的病史常常是确诊的重要线索。颅内动脉造影可确诊。Hunt 和 Hess 将颅内动脉瘤患者按照手术的危险性分成五级。

Ⅰ级　无症状，或轻微头痛及轻度颈强直。

Ⅱ级　中度及重度头痛，颈强直，除有神经麻痹外，无其他神经功能缺失。

Ⅲ级　倦睡，意识模糊，或轻微的灶性神经功能缺失。

Ⅳ级　神志不清，中度至重度偏瘫，可能有早期的去大脑强直及自主神经功能障碍。

Ⅴ级　深昏迷，去大脑强直，濒死状态。

若有严重的全身疾患如高血压、糖尿病、严重动脉硬化、慢性肺部疾患及动脉造影上有严重血管痉挛者，要降一级。

(三)颅内血管畸形

颅内血管畸形是指脑血管发育障碍引起的脑局部血管数量和结构异常，并对正常的脑血流产生影响。可分为:动静脉畸形、毛细血管扩张症、静脉畸形、海绵状血管畸形。临床上最常见的是动静脉畸形。脑动静脉畸形是一种在胎儿期形成的先天性脑血管发育异常，无明显家族史。其病理特点是非肿瘤性的血管异常，具有粗大、扩张、扭曲的输入及输出血管，病理性血管可呈蔓状缠结且动静脉分流循环速度很快，供养动脉常常扩张并延长，近端及远端动

脉襻均为迂曲状。动静脉畸形的症状体征可来自于以下情况。

1.正常神经组织受压,脑积水,脑、蛛网膜下隙、脑室出血。

2.缺血及出血性损害导致头痛、抽搐。

3.占位导致的神经功能缺失。

4.静脉压升高使颅压增高。

5."盗血"引起神经功能缺失。

6.临床表现各不相同,有头痛、癫痫、精神异常、失语以及共济失调等。还有一个罕见的症状,即三叉神经痛。

二、麻醉处理要点

(一)术前准备及麻醉前用药

麻醉医师应尽快了解病史,特别是抗高血压药的服用情况。此类患者为急诊患者,病情虽有轻重之分,但对意识障碍不严重的患者不能掉以轻心,这类患者很容易激动和烦躁,致使病情加重,影响治疗效果。所以无论患者意识如何,只要有躁动倾向,一定要给予适度的镇静,并密切监护。麻醉前用药根据病情可在手术室内麻醉前 5 min 静脉推注抗胆碱药。若在做相应检查时已用镇静药,此时不必再用。

(二)术中监测

术中监测见颅脑外伤患者麻醉处理要点中的术中监测,此不再赘述。

(三)麻醉方法

颅内血管病变手术目前几乎都在显微镜下进行,要求手术视野稳定清晰,所以应选择气管内插管全身麻醉,因挥发性麻醉药对脑血管影响大,故多选择静脉全身麻醉。麻醉诱导用药为:丙泊酚、咪达唑仑、依托咪酯、羟丁酸钠、芬太尼、舒芬尼、雷米芬太尼、维库溴铵以及哌库溴铵等。不管选择哪几种药,都要力求诱导平稳,维持脑灌注压稳定。

(四)麻醉维持

麻醉维持药物的选择应以能更好地满足下列要求为前提:理想的脑灌注压、防止脑缺氧和脑水肿、使脑组织很好地松弛,为减轻脑压板对脑组织的压迫、在分离和夹闭动脉瘤时应控制血压,以降低跨壁压。由于没有任何一种药物可达上述要求,所以要联合用药,作用互补,以取得最佳效果。在应用静脉麻醉药的同时辅以小流量的异氟烷,可更好地进行控制性降压。维持用药可以静脉持续泵入丙泊酚,也可持续泵入咪达唑仑,镇痛药和肌松药可间断注射。镇痛药可用吗啡、芬太尼、舒芬太尼等,肌松药可选用长效哌库溴铵或中效维库溴铵。

(五)术中管理

颅内血管病变的患者术中管理非常重要,术中合理地调控血压、心率,维持血流动力学稳定,可减轻脑损害,有利于患者神经功能的恢复,合理地利用心血管活性药物,尤其对心血管合并症的患者更要因人而异,用药一定要个体化。一般常用的心血管活性药物有:艾司洛尔、硝酸异山梨酯、氨力农、硝酸甘油、硝普钠。容量管理也很重要,术中应根据液体需要量、失血量、尿量,以及 CVP 和肺毛细血管楔(PCWP)及时补液和输血,特别是在动脉瘤夹闭后应快速扩容,进行血液稀释,维持血细胞比容在正常低限范围内(0.30~0.35)。羟乙基淀粉用量超过 500 mL 时为相对禁忌,因为有可能干扰止血功能引起颅内出血。

（六）麻醉恢复期管理

麻醉恢复期应根据术前患者的一般情况和手术的情况决定是否拔除气管导管。若术前患者一般情况良好，且手术顺利，可在患者自主呼吸恢复满意后拔管，完全清醒后送回病房观察。若术前一般情况较差，意识有障碍，手术难度较大，时间长，应带管将患者送监护室，借助呼吸机支持，待麻醉自然消除后拔管。

三、麻醉注意事项

对高血压动脉粥样硬化性脑出血的患者，应了解既往史，这类患者一般都有不同程度的心肌供血不足，血压、心率的剧烈波动变化，可使心肌缺血加重，严重者发生心肌梗死，所以麻醉诱导时应避免使用心肌抑制药物。

颅内动脉瘤和血管畸形的患者麻醉诱导非常关键，特别是已经有颅内出血的患者，麻醉诱导期间可再次引发出血或出血加重，甚至可引发动脉瘤破裂，故麻醉诱导要把喉镜置入和气管内插管刺激降到最低。但麻醉也不宜过深，对颅内压正常的患者，血压可降低到基础血压的 30 %～35 %，对已有颅内压增高的患者，血压降低有加重脑缺血的危险，一定要引起重视。

颅内动脉瘤患者术中都要求控制性降压，应该注意，为维持合理的脑灌注，在切开硬脑膜前不需降压过低。术中在监护状态下于动脉瘤夹闭前开始行控制性降压。选择对脑血流、脑代谢及颅压影响小的降压方法。在控制性降压的过程中应该注意的是：硝普钠虽然可以快速控制高血压，但可使容量血管扩张而增加脑血容量，并使颅压升高；硝酸甘油同样可使容量血管扩张而增加脑血容量，比硝普钠引起的颅内压增高还要明显且严重，因而要避免应用这两种药物。钙通道阻滞药尼卡地平、尼莫地平可增加局部脑血流，对心肌抑制轻，术中可快速控制高血压，停降压后无反跳现象，并有预防术后心脑血管痉挛的作用，可作为首选。

颅内血管畸形的患者术中要严格控制血压波动，低血压加重损害病变周围的脑组织（长期低灌注血管麻痹），一旦（AVMs）切除术后发生正常灌注压恢复综合征，出血、水肿、高颅压，而高血压又可加重其损害。因此，术后血压仍须控制在适当范围，不宜立即停止降压药。

颅内血管手术由于出血和术中对血管的刺激，术后极易发生局部脑血管痉挛，血流减慢，术中应避免使用止血药，以免在血管痉挛后发生脑血栓，影响神经功能的恢复。

注意防止动脉瘤夹闭后的血管痉挛，通过高血压［平均动脉（MAP）100 mmHg］、高血容量、血液稀释来增加脑血流，关键是要在轻度脑缺血进展为脑梗死之前实施，术野使用罂粟碱可扩张痉挛的血管，如果手术需要临时钳夹动脉瘤时，为改善其供血区域的侧支循环，国外常静脉注射去甲肾上腺素。

第五节　颅内肿瘤患者的麻醉

一、颅内肿瘤患者的病理生理

颅内肿瘤按部位可粗略分为大脑半球肿瘤、小脑肿瘤和脑干肿瘤，后两者位于颅后窝，又统称为颅后窝肿瘤。病理报告以神经胶质瘤、脑膜瘤多见，余为转移瘤、结核瘤等。患者可能患病数年无临床症状，随着占位病变体积的增大出现颅压升高的症状，伴视力、嗅觉障碍、偏瘫以及失语等。与麻醉有关的颅内肿瘤的病理生理变化主要是肿瘤占位引起的颅压增高,颅内压是指颅内容物对颅腔壁产生的压力,临床上一般通过测量脑脊液压力了解颅压的变化情况,颅内压力正常是维持脑功能正常运转所必需的。

（一）颅压的调节

颅内容物主要有脑组织、脑脊液和血液三种成分,正常情况下,其中一种成分增加,其他两种成分则相应减少,机体通过自动调节维持颅压在一定限度之内(成人 5～15 mmHg,儿童 4～7.5 mmHg)的正常平衡状态。颅内肿瘤引起颅内容物的增加,早期可通过自动调节维持正常的颅压,随着颅内肿瘤体积增大,超过代偿限度颅内压即增高。有时颅内肿瘤(如颅后窝病变)体积虽然很小,但也可引起颅内压增高,这主要是因为肿瘤位置引起脑脊液回流受阻,脑积水所致。

（二）脑脊液对颅压的调节作用

由脉络丛生成的脑脊液时刻在进行着新陈代谢变化,包括生成、循环和吸收。颅内压的变动可受脑脊液分泌、循环、吸收的影响,在颅内压的调节中起重要作用。当颅压增高时,脑脊液回吸收增加,而且一部分脑脊液受挤压流入脊髓蛛网膜下隙,使颅内容物总体积减小,有利于颅压降低。

（三）脑血流对颅压的调节

颅压的变化直接影响脑血流,颅压增高,脑血流减少,而脑静脉系统的血液受挤压而排出增多,脑血容量减少,因而颅压可以降低。正常情况下脑血流的调节主要通过动脉血管口径的变化来实现的,其影响因素有二氧化碳分压、动脉血酸碱度、温度等。临床上通常采用过度通气来降低二氧化碳分压,以使脑血管收缩,脑血流减少,达到降低颅压的作用,为手术提供良好的手术野。

颅压的调节有一定的限度,在这个限度之内,颅内对容积的增加有一定的代偿力,这种代偿力表现在脑脊液被挤压至脊髓蛛网膜下隙,脑部血液减少与脑组织受压向压力低处转移,以达到机体承受的病理平衡,故这个限度的极限称之为临界点。超过临界点即失代偿,这时颅内容物微小的增加,可使颅内压急剧增加,加重脑移位与脑疝,发生中枢衰竭。

二、麻醉处理要点

（一）术前准备

颅内肿瘤手术一般都是择期手术,有足够的时间进行术前准备。麻醉医师所要做的是麻醉前认真访视患者,了解病史,包括既往史、手术史等,特别是与麻醉有关的心、肺合并症,肝、肾功能情况。

（二）麻醉前用药

成人一般在麻醉前 30 min 肌内注射苯巴比妥 0.1 g,东莨菪碱 0.3 mg。

（三）术中监测

术中监测见颅脑外伤患者麻醉处理要点中的术中监测,此不再赘述。

（四）麻醉方法

颅内肿瘤患者麻醉方法有局部麻醉、局部麻醉加神经安定镇痛术、全身麻醉。随着时代的进步,人们对麻醉的要求也越来越高,一方面,患者要求术中舒适而无恐惧,另一方面,随着显微手术的不断开展，手术医师要求良好的手术野，因此，目前所有的颅内肿瘤患者均在全身麻醉下进行手术。麻醉诱导目前可选用的药物很多，如咪达唑仑、丙泊酚、依托咪酯以及羟丁酸钠等；肌松药可选择阿曲库铵、维库溴铵、哌库溴铵等；麻醉性镇痛药可选芬太尼、舒芬太尼以及吗啡等。

（五）麻醉维持

见颅脑外伤者麻醉处理要点中的麻醉维持。

（六）术中管理

颅内肿瘤患者术前常用脱水剂，因而术前常常血容量不足，术中还要丢失一部分血液，特别是手术较大时，有效循环血容量不足将更为明显，术中液体管理非常重要，最好监测中心静脉压，以指导输液。液体种类根据患者具体情况选用晶体液和胶体液，晶体液以乳酸钠林格液为主，不用含糖液，胶体液有聚明胶肽（血代）、血定安、万汶等。对体质较好的患者，可采用大量输血补液，尿量保持 30 mL/h 即可。以免肿瘤切除后，正常脑组织解除压迫，出现脑组织严重水肿，加重脑损害。呼吸管理见颅脑外伤患者麻醉处理中的术中管理。

（七）麻醉恢复期

麻醉恢复期的管理要求与颅脑外伤患者相同。

三、麻醉注意事项

此类患者由于术前使用脱水剂，往往伴有电解质紊乱，所以术前一定要化验电解质，以利于术中选择液体种类，保持电解质平衡。

颅内高压的处理非常重要，处理不妥死亡率很高。在麻醉诱导后应立即静脉注射 20% 甘露醇 1 g/kg，最好在剪开脑膜前输完，并配合过度通气，保持一定的麻醉深度，最大限度地降低颅压，以利手术的进行。

对出血多的手术，如脑膜瘤多沿大静脉窦发展，极易侵犯静脉窦，血运非常丰富，麻醉前一定要有充分的估计，多开放几条静脉通路，以备能快速输液输血。术中在分离肿瘤前进行控制性降压，注意降压的幅度，根据需要动脉压若降至 60 mmHg 以下时，切不可时间过长。麻醉力求平稳，无缺氧及二氧化碳蓄积。

颅后窝肿瘤手术麻醉比较复杂，手术体位常有坐位、俯卧位、侧卧位。坐位时术中易发生气体栓塞，为预防气体栓塞，术中禁用 NO_2 与过度通气及控制性降压，可采用呼气末正压通气。下肢用弹力绷带，防止淤积性血栓形成。变动体位时要慢，避免血流动力学急剧改变。常规监测 $PETCO_2$、SpO_2、心电图 EEG、中心静脉压（CVP），必要时置右房导管及超声多普勒气体监测仪或食管超声心动图可动态反映心内的气泡；一旦检出气泡立即通知术者关闭空气来源、右房抽气、左侧垂头足高位、加快输液，必要时给心肌变力性药物支持。

脑干是颅后窝内极为关键的结构，手术期间生命中枢受到刺激易出现呼吸节律和心率变化，因此，对机械通气的患者应加以注意。对保留自主呼吸的患者，应密切注意呼吸节律的变化，出现异常及时通知手术医师，以减轻对脑干的牵拉刺激。还应该注意的是脑干手术时应保证手术野安静，避免麻醉减浅出现呛咳，最为稳妥的方式是应用肌松药，进行机械通气。

第三章　心血管外科手术麻醉

第一节　心脏外科手术的麻醉

一、缩窄性心包炎

（一）病情特点与估计

心包由脏层与壁层纤维浆膜构成，两层浆膜之间的腔隙称心包腔，内含 15～25 mL 浆液。心包可因细菌感染、毒性代谢产物、心肌坏死波及心外膜等原因而发生炎症，偶尔因外伤而引起炎症。①心包感染的主要菌源为结核菌和化脓菌，有的在渡过急性感染期后逐渐演变为慢性缩窄性心包炎，其特点是渗出物机化、纤维性变；钙盐沉积于冠状沟、室间沟、右心室和膈面；两层心包粘合成一层坚实盔甲状的纤维膜，逐渐增厚形成瘢痕和钙化，厚度一般为0.5 cm，重者可达 1.0～2.0 cm；②由于心脏长时间受坚硬纤维壳束缚和压迫，跳动受限，心肌可出现不同程度萎缩、纤维变性、脂肪浸润和钙化，收缩力减弱，舒张期心室充盈不全、心室压上升而容量减少，导致心排血量下降，脉压缩小，心脏本身和全身供血障碍，心率代偿加快；③左心室受压可影响肺循环，出现肺淤血而通气换气功能下降；④心脏腔静脉回血受阻，尤以腔静脉入口和房室环瘢痕狭窄者，回心血量严重受阻，可致上腔静脉压增高，头、面、上肢、上半身血液淤滞和水肿；如果下腔静脉回流严重受阻时，腹腔脏器淤血肿大，下肢肿胀，胸、腹腔渗液；⑤临床症状因病因不同、发病急缓、心脏受压部位和程度等不同而各异。如结核性缩窄性心包炎往往起病缓慢，但自觉症状进行性加重，同时有低热、食欲不振、消瘦等结核病症状，包括劳动时呼吸困难，全身无力，腹胀，下肢水肿，重症者出现腹水，全身情况恶化，消瘦，血浆蛋白减少，贫血，恶病质；⑥体征呈慢性病容或恶病质，面部水肿，黄疸或紫绀；吸气时颈静脉怒张，端坐呼吸；腹部膨隆，肝脏肿大压痛，漏出液性腹水；下肢凹陷性水肿，皮肤粗糙；心音遥远但无杂音，心前区无搏动，脉搏细速，出现奇脉（即脉搏在吸气时明显减弱或消失，是心脏舒张受限的特征），血压偏低，脉压缩小，可测出吸气期血压下降，静脉压升高；叩诊胸部有浊音，漏出液性胸水，呼吸音粗，有啰音；⑦X 射线心脏大小多无异常，心影外形边缘平直，各弓不显，心包钙化（占 15 %～59 %），心脏搏动弱或消失，上腔静脉扩张，肺淤血，胸腔积液约55 %；⑧CT 可了解心包增厚程度；⑨超声心动图为非特异性改变，可见心包增厚，心室壁活动受限，下腔静脉及肝静脉增宽等征象；⑩心电图 T 波平坦、电压低或倒置，QRS 低电压，可在多导联中出现；T 波倒置提示心肌受累，倒置越深者心包剥离手术越困难；常见窦性心动过速，也可见心房纤颤。其他检查有心导管、心血管造影、核素心肌灌注显像等检查。

（二）术前准备

缩窄性心包炎为慢性病，全身情况差，术前应针对具体情况进行全面性积极纠正。特殊准备包括：①胸、腹水经药物治疗效果不显著时，为保证术后呼吸功能，可在术前1～2 d 尽量抽尽胸水；腹水可在术前1～2 d 抽吸，但抽出量不宜过多，速度应避免过快，否则容易发生血压下降。术前抽出胸腹积水，除改善通气功能外，还有防止心包缩窄一旦解除后，因胸腹水大量回吸入体循环而诱发急性心力衰竭的危险；②对结核性心包炎首先抗结核病治疗，最好经 3

～6个月治疗待体温及血沉恢复正常后再手术。若为化脓性心包炎,术前应抗炎治疗,以增强术后抗感染能力;③准备呼吸循环辅助治疗设施。特别对病程长,心肌萎缩,估计术后容易发生心脏急性扩大、心力衰竭者,应备妥机械呼吸机及主动脉球囊反搏(IABP)等设施。术中可能发生严重出血,或心室纤颤,需准备抢救性体外循环设备;④备妥术中监测设备,包括无创动脉血压、心电图、脉搏血氧饱和度以及呼气末 CO_2 等;必要时准备有创动脉血压、中心静脉压等监测。化验监测包括血气分析、血常规、血浆蛋白、电解质等,对围术期应用利尿剂者尤其重要,对维持血钾水平,预防心律失常和恢复自主呼吸有利。记录尿量、检验尿液,了解血容量和肾功能。

(三)麻醉方法

缩窄性心包炎患者多数全身虚弱,麻醉前用药以不引起呼吸、循环抑制为准。术前晚及手术当日晨可给予镇静催眠药以充分休息。麻醉前 30 min 一般可用吗啡 0.1 mg/kg 和东莨菪碱 0.2～0.3 mg 肌内注射。①麻醉诱导对缩窄性心包炎患者是极其重要的环节,由于血压偏低和代偿性心动过速,循环代偿功能已十分脆弱,处理不当可能猝死。因此,必须在严密监测血压、心电图下施行缓慢诱导方法,备妥多巴胺、苯肾上腺素等药,根据当时情况随时修正麻醉用药处理方案。诱导前应尽早面罩吸氧;诱导必须掌握影响循环最小、剂量最小、注药速度最慢的原则,避免血压下降和心动过缓,可采用羟丁酸钠、依托咪酯或氯胺酮结合芬太尼诱导;肌肉松弛药以选用影响循环轻微而不减慢心率的药物,如泮库溴铵,借以抵消心动过缓,也可选用影响血压心率较小的阿曲库铵;②麻醉维持以采用对循环影响轻的芬太尼为主的静吸复合或静脉复合麻醉。对心功能较好的患者可在手术强刺激环节(如切皮、劈开胸骨或撑开肋骨)时,加吸低浓度异氟烷、七氟烷或地氟烷吸入;肌肉松弛用泮库溴铵、哌库溴铵或阿曲库铵等维持;③麻醉期管理首先需严格管理液体入量;在心包完全剥离前执行等量输血原则;待剥离开始至完成期间应及时改为限量输血原则,否则可因心包剥脱、心肌受压解除、腔静脉回心血量骤增而引起心脏扩大,甚至诱发急性心脏扩大、肺水肿、心力衰竭。因此,除严格控制液体入量外,有时还需及时施行洋地黄制剂及利尿药治疗。心包剥离过程中手术刺激可诱发心律失常,应立即暂停手术,静脉注射利多卡因治疗。如果血压偏低,采用微量泵持续输注小量正性肌力药。机械通气的潮气量避免过大,以防进一步阻碍回心血量而引起血压下降;④手术结束后应保留气管插管在 ICU 继续机械通气,维持正常血气水平,控制输液输血量,继续强心、利尿,保护心脏功能,防止低钾、低钠,应用止血药以减少术后出血量。

二、先天性心脏病

(一)病情特点

先天性心脏病(下简称先心病)是新生儿和儿童期常见病,其发病率仅次于风湿性心脏病及冠心病,居第三位。确切发病原因尚不清楚,与胚胎期发育异常、环境或遗传因素等有关。先心病的分类方法很多。①Shaffer 根据解剖病变和临床症状分类:单纯交通型(在心房、心室、动脉或静脉间直接交通);心脏瓣膜畸形型;血管异常型;心腔位置异常型;心律失常型等十个类型;②根据血流动力学特点和缺氧原因分类:心室压力超负荷;心房、心室容量超负荷;肺血流梗阻性低血氧;共同心腔性低血氧;体、肺循环隔离性低血氧等;③根据有无紫绀分类:紫绀型和非紫绀型先心病。紫绀型者心内血流存在右向左分流,或以右向左分流占优势;非紫绀型者仅为左向右分流或无分流,这种分类方法较为简单而常用。在非紫绀型先心病中,以室间隔缺损、动脉导管未闭和房间隔缺损最为常见；在紫绀型先心病中则以法洛四联症最多见。室间隔缺损占先天性心脏病的 25 %～30 %；动脉导管未闭占 17 %～20 %；房间隔缺损占 10 %～15 %；法洛四联症占 8 %～15 %；大动脉转位占 8 %～10 %；主动脉缩窄占 5 %～7 %；肺动脉狭窄占 5 %～7 %；主动脉口狭窄占 4 %～5 %；本节拟按此种分类进行逐项介绍。

1.非紫绀型先心病

(1)室间隔缺损：胚胎从第 8 周开始形成室间隔组织，出生后约 20 %～60 %新生儿的室间隔自行闭合，其余 40 %在婴儿期闭合，多数在 5 岁以内闭合。超过 5 岁自行闭合者很少，即遗留室间隔缺损畸形，有肌型、隔瓣后型及小缺损之分。室间隔缺损时的血流自左向右的分流量大小取决于：①缺损面积大小与分流量成正比；缺损直径接近或超过主动脉瓣口直径时，血流通过缺损时无阻力，则在整个心动周期各时相都分流；②左、右心室压力差大小与分流量成正比，压差越大，分流量越多。肺循环血流量能反映分流量大小。右心室接受较多血量以后，容量增加，压力上升，输入肺动脉的血量随之增多，肺静脉回到左心的血量也增加，此时可见心腔扩大、心肌肥厚，房室压上升，肺动脉压上升，肺小动脉收缩；继后肺小血管壁肌层肥厚，阻力增加，血管内皮退行变，重者可致部分小动脉闭塞，肺血管床减少，肺动脉压升高；③室间隔缺损的病程发展取决于缺损大小和肺血管阻力状态；病程发展过程中容易并发心内膜炎和肺炎；或并发心功能不全，甚至心力衰竭；或因肺动脉压进行性上升而出现双向分流，甚至右向左分流，即艾森曼格综合征，出现紫绀，低氧血症及代偿性红细胞增多。

(2)动脉导管未闭：动脉导管是胎儿期生理性的血流通路，出生后一般自行闭锁，有的延至半岁，少数延至一年后才闭锁。闭锁的导管中层纤维化形成纤维索条，即为动脉导管韧带。①如果动脉导管未闭(不闭锁)，主动脉的血流向肺动脉分流，分流血量多少取决于动脉导管粗细、主肺动脉间压差以及肺血管阻力大小。由于心脏收缩期或舒张期的压力始终大于肺动脉，因此血液始终是左向右分流，左心室做功增加，容量增大和心肌肥厚；②血液大量分流入肺循环，使肺动脉压增高，逐渐肺血管增厚，阻力增大，后负荷增加，使右心室扩张，肥厚；随病程发展，肺动脉压不断上升，当接近或超过主动脉压时即出现双向分流，或右向左分流，临床可出现紫绀，其特征是左上肢紫绀比右上肢明显，下半身紫绀比上半身明显。

(3)房间隔缺损：可分原发孔及继发孔两型。原发孔因未与心内膜垫融合，常伴有二尖瓣、三尖瓣异常；继发孔为单纯的房间隔缺损，缺损部位有中央型、上腔型、下腔型等。①早期因左心房压高于右心房，血液自左向右分流，分流量大小取决于缺损面积大小、两房间压力差及两心室充盈阻力。因右心房、右心室以及肺血流量增加，使容量增多、心腔扩大及肺动脉扩大，而左心室、主动脉血量减少；②肺血量增多首先引起肺小血管痉挛，血管内膜逐渐增生，中层肥厚，管腔缩窄，肺阻力严重升高，右心房压随之上升，当右心房压超过左心房时可出现右向左分流，临床表现紫绀。

(4)肺动脉狭窄：狭窄可发生于从瓣膜到肺动脉分支的各个部位，常见者为肺动脉瓣狭窄或漏斗部狭窄。①肺动脉瓣狭窄占 50 %～80 %，表现瓣膜融合、瓣口狭小、瓣膜增厚；②漏斗部狭窄为纤维肌性局限性狭窄，或为四周肌层广泛肥厚呈管状狭窄；③狭窄导致右心室排血受阻，室内压增高，心肌肥厚，心肌细胞肥大融合，肌小梁变粗并纤维化，心腔缩小，排血量减少，全身供血不足，右心劳损，最后出现右心衰竭。

(5)主动脉缩窄：可发生在主动脉的任何部位，多数在主动脉峡部和左锁骨下动脉分支处,占主动脉缩窄的98％,男性多于女性。①因下半身缺血致侧支循环丰富,包括锁骨下动脉所属的上肋间动脉、肩胛动脉、乳内动脉支,以及降主动脉所属的肋间动脉、腹壁下动脉、椎前动脉等。因肋间动脉显著扩张可导致肋骨下缘受侵蚀;②主动脉缩窄以上的血量增多,血压上升;缩窄以下的血量减少,血压减低。可引发左心劳损肥厚,负荷加重,终致心力衰竭;③脑血管长期承受高压,可发展为动脉硬化,严重者可发生脑出血;④下半身缺血缺氧,可引发肾性高血压及肾功能障碍等。

(6)主动脉口狭窄:有主动脉瓣膜狭窄、主动脉瓣下狭窄和主动脉瓣上狭窄三型。①主动脉瓣膜狭窄较多见,瓣口狭小,有单瓣叶、双瓣叶、三瓣叶或四瓣叶畸形,瓣叶相互融合、增厚和钙化;②主动脉瓣下狭窄的瓣叶基本正常,而瓣环下方呈纤维膜性或肌性狭窄;③主动脉瓣上狭窄的位置在主动脉瓣叶和冠状动脉开口的上方,较少见;④三类狭窄都引起主动脉排血阻力增加、左心室负荷增大、左心室肥厚劳损、舒张末压升高、充盈减少,同时冠状动脉供血不足而出现心肌缺血症状。随着左心室的变化可致左心房、右心室压增高,心肌肥厚劳损,终致左、右心室衰竭。

2.紫绀型先心病

(1)法洛四联症:居紫绀型先心病的首位,占50％~90％。①心脏畸形主要包括:肺动脉流出道狭窄、室间隔膜部巨大缺损、主动脉右移并骑跨于室间隔上方、右心室肥厚扩大。其中以肺动脉狭窄及室间隔缺损引起的病理生理影响最大;②肺动脉狭窄可发生在漏斗部、右心室体部、瓣膜部、瓣环、肺动脉干及分支。狭窄愈严重,进入肺的血量愈少,动脉血氧饱和度下降愈显著;③因肺动脉狭窄使右心室肌肥厚,阻力增大,收缩压上升,心脏收缩时血液自右心室分流入主动脉,心脏舒张时室间隔缺损处有双向分流;右心室流出道愈狭窄,右向左分流量愈大,肺血愈少,紫绀愈严重;④全身长期持续缺氧可致各种缺氧征象,表现指和趾端呈缺氧性杵状增生;红细胞代偿性增多,血液黏稠度增大;代谢性酸中毒;肺动脉与支气管动脉、食管、纵隔等动脉的侧支循环建立十分丰富,多者可达主动脉血流量的30％;如果肺动脉闭锁,则可达50％以上。

(2)大动脉转位:为胚胎发育过程中出现的主动脉与肺动脉异位,居紫绀型先心病的第二位,可分矫正型和完全型两种。①矫正型大动脉转位时,主、肺动脉位置颠倒,同时两个心室的位置也错位,肺动脉连接于解剖左心室,但仍接受静脉回血;主动脉连接于解剖右心室,却接受肺静脉氧合血。因此,虽有解剖变异,但血流动力学和氧合得到矫正,仍维持正常;②完全型大动脉转位是两个大动脉完全转位,主动脉与解剖右心室连接,将静脉回心血排至全身;肺动脉与解剖左心室连接,将氧合血排入肺动脉,再经肺静脉回到左心;③如果在肺循环与体循环之间没有交通口,则婴儿不能存活;只有存在交通口(如卵圆孔、房间隔缺损、室间隔缺损、动脉导管未闭等)的情况下,患儿才得以生存,但自然寿命取决于交通口的大小与位置,其中45％死于出生后1个月内。

(3)完全型肺静脉异位:肺静脉血不回到左心房,而流入右心房或体静脉,一般都存在房间隔的交通。解剖类型较多,1957年Darling将其分为四型:①心上型,临床较多见,约占50％,肺静脉汇成肺静脉干,在心脏的上方进入体静脉系统,再回入右心房;②心内型,约占30％,肺静脉汇合后,血流进入冠状静脉窦后再进入右心房;也有直接进入右心房者,但较少见;③心下型,约占12％,肺静脉汇合后,向下穿过膈肌连接于下腔静脉,门静脉和肝静脉;④混合型,较少见,约占8％。其病理变化取决于房间隔缺损的大小和异位连接有无梗阻;⑤

因动脉血氧饱和度低,大量血流从左向右分流使右心和肺循环负荷增加,容易导致右心衰竭和肺动脉高压,使病情急剧恶化。

（二）术前估计与准备

1. 病情估计与准备　全身情况估计与准备：①心理状态估计,由于先心病患者多数为小儿,对年龄稍大或已有记忆的病儿,根据其心理状态在术前可带他（她）去手术室及 ICU 参观,目的是在使其熟悉环境,消除陌生恐惧心理,鼓励其兴趣,解除恐惧,以避免送入手术时因哭闹挣扎而加重缺氧;②对病情较重者应保持强心利尿药治疗,可维持到手术日;术前应用抗生素;对动脉导管未闭病儿应用前列腺素 E,但应注意其血管扩张作用。根据病情掌握恰当输液,夏季婴幼儿出汗较多,应适度补液以治疗术前脱水、血容量不足和代谢性酸中毒。对紫绀病儿由于血液黏稠度高、红细胞比积高及酸中毒明显,应在术前数日起有计划地增加每日饮水量以改善微循环,并定时吸氧以改善缺氧,以增强麻醉手术耐受力;③合理禁食,禁食时间需随年龄而不同。出生后 6 个月以内的婴儿麻醉前 4 h 禁奶,前 2 h 内可进适量糖水;出生后 6 个月至 3 岁小儿麻醉前 6 h 禁食,前 2 h 内可进适量糖水;3 岁以上小儿麻醉前 8 h 禁食,前 3 h 内可进适量糖水。如果手术在下午进行,则应给予静脉输液,以防脱水和低血糖;④麻醉前用药需做到病儿去手术室时安静、无任何哭闹不安。随病儿年龄和病情不同,各别用药:小于 6 个月者一般不用镇静药,仅用阿托品 0.01 mg/kg 或东莨菪碱 0.005～0.006 mg/kg;6 个月以后的小儿可用吗啡 0.1～0.2 mg/kg 或戊巴比妥钠 0.1 mg/kg 和东莨菪碱,或口服咪达唑仑 0.5 mg/kg 和氯胺酮 12 mg/kg,其镇静效果也好。青少年可口服地西泮 0.2 mg/kg 或戊巴比妥钠 4 mg/kg 以代替吗啡。

2. 器材用具准备　除成人病例外,需专门准备适用于小儿的器械用具器具:①小儿直型和弯型喉镜、插管钳、牙垫、经口和经鼻气管导管及与之匹配的吸痰管。鼻咽、食管和直肠等细软的测温探头。小儿麻醉机,小儿面罩、螺纹管和呼吸囊。体表变温毯、小冰袋。血液加温器。小儿测血压袖带。心电图小电极片。食管听诊器。经食管超声小儿探头。24,22,20 号套管穿刺针及细连接管,小号 CVP 穿刺包。小儿漂浮导管等;②监测仪包括测温度仪、无创测血压仪、心电图机、脉搏氧饱和度仪、经皮脑氧饱和度仪、CO_2 监测仪、超声心动图仪、有创血压监测仪、血氧分析仪、电解质测定仪、ACT 仪,胶渗压测定仪等;③治疗仪包括心表起搏器、主动脉球囊反搏器、体外循环机及配套的管道、人工膜肺、ECMO 特殊膜肺及离心泵等。

3. 术中监测

（1）无创监测:除体温、血压、心电图、脉搏氧饱和度常规监测外,尚有:①经皮脑氧饱和度监测,通过皮肤电极测定局部脑组织的氧饱和度,反映脑组织动脉及静脉氧饱和度混合值,以了解氧供需情况,低于 55 % 为不正常,特别适用于复杂先心病手术、控制性低血压、深低温低流量灌注、深低温停循环等场合,有临床重要指导意义;②呼气末 CO_2;③脑电图,尤其适用于低流量灌注、深低温停循环,作为评估循环恢复以及脑功能恢复的重要参考依据;④食管听诊,已发展成带有测温探头、食管心电图电极以及多普勒超声传感器等的多功能仪器;⑤经食管超声心动图,适用于诊断复杂先心病、术后心内结构改变、心内其他结构异常,有较高的准确性;可计算心肌缺血、心脏收缩功能、舒张功能等参数;适用于新生儿以上小儿心脏手术中的监测,效果满意,特别对体外循环血流中的血栓和流动气栓的监测,具有至关重要的价值;⑥经颅超声多普勒:监测颅内、外血管的血流速度,具有重要价值,当体温降至 16～20 ℃、动脉灌注流量降至 0.5 L/(m² · min)时,左大脑中动脉的平均血流速度为 9±1 cm/s;也有利于研究深低温低流量及深低温停循环法。手术中主要用于颈和外周血管的血流速度,以及血流栓子的监测与判断;⑦吸入麻醉气体浓度监测等。

(2)有创监测:包括:①直接桡动脉或股动脉血压;②中心静脉压,可取颈内静脉或锁骨下静脉径路穿刺,在小儿以右颈内静脉穿刺的成功率高;③左心房压,需采用肺动脉插入漂浮导管测定,在小儿经皮穿刺插管有一定困难,可请手术医生经右上肺静脉或通过房间隔造口将导管送入左心房再进入肺动脉进行左心功能监测。

(3)化验监测:包括:①红细胞比积(HCT),新生儿出生时 HCT 约 60 %,1 周后逐渐下降;体外循环中随着体温变化 HCT 也有相应变化,体温 15 ℃时 HCT 低达 10 %,复温后一般要求 HCT 达到 30 %;②血气分析,为避免紫绀病儿发生高氧性损伤,尤其在体外转流早期应避免氧合过度,因此需随时测定血气,及时调整;③电解质,常见血钙明显下降,可致心缩无力、血管张力下降和凝血障碍,应补充葡萄糖酸钙以维持血钙在 0.3～0.4 mmol/L 水平;④胶渗压(COP),麻醉后输液以及心肺机预充液都应加入一定比例的胶体液,尤其对紫绀病儿为重要,转流期间胶渗压至少维持不低于 2.08 kPa(16 mmHg),停转流时胶渗压应达到 17～20 mmHg;⑤激活全血凝固时间(ACT),转流中应维持在 480～600 s;⑥尿量多少,并不能作为肾功能好坏的指标;如能达到 0.5～1 mL/(kg·h)则无需处理;术中出现血红蛋白尿或高血钾时应对症治疗;复温及停机后应保持尿液畅通;⑦血糖在新生儿的正常值为 500～600 mg/L(2.7～3.3 mmol/L);在不输任何糖溶液的情况下,小儿手术全程血糖也逐渐升高,并持续到术后,因此术中不宜输注糖溶液,否则有可能导致脑出血及加重脑缺血缺氧损伤。

(三)麻醉方法

1. 麻醉药

(1)吸入麻醉药:吸入麻醉药除经呼吸道吸入外,也可吹入心肺机而维持全身麻醉,可选用 N_2O、氟烷、恩氟烷、异氟烷、七氟烷或地氟烷等。全麻诱导较迅速,可避免病儿因穿刺等操作而引起哭闹和缺氧;麻醉苏醒较快,利于早期拔除气管导管;但对循环功能抑制较明显,血清氟离子浓度较高,对肾、肝功能可能不利。N_2O 可用于麻醉诱导和维持,但从转流开始即应停止吸入,以防发生张力气胸或气栓等并发症。

(2)静脉麻醉药:静脉麻醉药常用氯胺酮及硫喷妥钠。氯胺酮可经口服、肌内注射及静脉注射等途径用药,兴奋交感使心率增快,心肌收缩力增强,故对心功能差的病儿较容易维持心率和血压,但有分泌物增多不良反应,术前药应常规给阿托品或东莨菪碱。硫喷妥钠作用迅速可靠,但抑制心肌和扩张外周血管,用于重症心脏病儿易引起血压下降。其他静脉麻醉药有依托咪酯、咪达唑仑、羟丁酸钠、异丙酚等,仅有安静入睡、遗忘、应激反应迟钝等作用。因无镇痛效应,很少单独应用,但可与吸入麻醉药和镇痛药合用。

(3)麻醉性镇痛药:镇痛作用强,消除疼痛和焦虑,可使病儿安静甚至入睡。成人应用吗啡 10 mg 可使痛阈提高 50 %,但神志并不消失,记忆犹在;剂量稍大则明显抑制呼吸、循环、消化等系统,但较小剂量使用仍属安全。此外,有哌替啶、芬太尼、苏芬太尼、阿芬太尼、卡芬太尼、罗芬太尼、雷米芬太尼和二氢埃托啡等。芬太尼的镇痛效价是吗啡的 100～180 倍,哌替啶的 550～1000 倍;镇痛剂量为 2～10 μg/kg,麻醉剂量为 30～100 μg/kg,对心肌和循环的影响轻微,已广用于心血管手术麻醉及术后镇痛。芬太尼的呼吸抑制作用也明显,与咪达唑仑 0.05 mg/kg 合用尤其明显,即使仅 2 μg/kg 也会出现呼吸抑制;如果应用 20 μg/kg,则必须有机械通气支持。大剂量芬太尼可引起胸壁及腹壁肌肉僵硬而阻碍通气甚至窒息,故在用药之前应先使用肌肉松弛药。

（4）肌肉松弛药：为心脏手术麻醉必需的药物，有短效、中效、长效三类。①短效药有琥珀胆碱和美维松，起效时间 45 s 至 2 min，维持作用 5～20 min；②中效药有阿曲库铵（卡肌宁），维库溴铵（万可松），罗库溴铵等，起效时间 2～5 min，维持时间 25～45 min；③长效药有泮库溴铵（本可松），哌库溴铵（阿端），多撒库铵等，起效时间约 2 min，维持时间约 60 min；④使用肌肉松弛药有可能出现与组胺释放有关的变态反应；对心血管可产生不同的影响，如泮库溴铵使心率增快，哌库溴铵与芬太尼合用易致心动过缓。

2.麻醉诱导　诱导方式需根据病儿年龄、病情、合作程度等因素进行恰当选择。①肌内注射诱导，适用于婴幼儿或不合作病儿，或病情重、紫绀显著或心功能不全而尚未开放静脉通路的病儿。常用氯胺酮 4～6 mg/kg 肌注，可使患儿安静入睡，同时升高血压，增加心排血量，利于维持循环稳定；还有提高周围血管阻力以维持肺血流量和氧饱和的作用，可安全使用于右向左分流的病儿；②静脉诱导，适用于能合作的儿童，左向右分流时静脉诱导起较慢，右向左分流时静脉诱导起较快。根据病情可选用下列诱导药物之一：异丙酚 1～2 mg/kg；氯胺酮 1～2 mg/kg；羟丁酸钠 50～80 mg/kg；依托咪酯 0.2～0.4 mg/kg；咪达唑仑 0.05～0.2 mg/kg。再给予芬太尼 5～20 μg/kg 静脉注射。待病儿入睡后继以肌肉松弛药即可施行气管内插管；③吸入麻醉面罩诱导，适用于心功能较好、左向右分流的病儿，但不适用于右向左分流的紫绀病儿，因肺血少可致麻药从肺泡弥散入血的速度减慢，且容易引起动脉血压降低。

3.气管内插管　小儿呼吸道的解剖与成人有所不同，施行气管内插管有其特点，应予区别对待。

4.麻醉维持　麻醉维持方法可根据全身状况、病情程度、诱导期反应、手术时间长短以及术后呼吸支持方式等设计。

（1）吸入麻醉维持：其适用于非紫绀型先心病，或病情较轻术后希望早期拔除气管导管的病儿，同时宜辅用静脉麻醉药物。常用七氟烷、恩氟烷或异氟烷，在手术强刺激（如切皮、撑开胸骨、体外转流开始前）及时加深麻醉，或补注静脉麻醉药。我们曾用 NORMAC 麻醉浓度监测仪观察，转流前的恩氟烷浓度平均为 0.77 %，而转流停止时恩氟烷浓度仅 0.12 %，说明经过体外转流可使恩氟烷浓度下降 84 %，临床上可见麻醉明显减浅，尤其在采用鼓泡式人工肺时更明显。转流期间如果血压上升，首先应考虑麻醉减浅，需及时适当加深麻醉。

（2）静脉麻醉维持：其常以芬太尼为主，多用于病情重、紫绀、术后需要机械通气支持的病儿。芬太尼总量可达 50 μg/kg 左右，用微量泵持续输注或分次静脉注射，宜辅用其他静脉麻醉药和（或）吸入麻醉药。我们曾在非紫绀及紫绀病儿手术中用气相色谱质谱仪监测血浆芬太尼浓度，麻醉诱导用地西泮 0.1～0.2 mg/kg，芬太尼 10 μg/kg，泮库溴铵 0.2 mg/kg，麻醉维持用芬太尼，辅吸 0.5 %～2 %恩氟烷，提示经体外转流后血浆芬太尼浓度明显下降，实验证实与血液稀释及心肺机各种塑料管道大量吸附芬太尼有关。另外，发现血芬太尼浓度在紫绀病儿均为非紫绀的 1/2，有显著性差异，实验证实与 HCT 有关，结果表明红细胞含量愈高，与芬太尼结合愈多，证实紫绀病儿在用相同量芬太尼时，其血药浓度比非紫绀病儿低。

5.体外循环（CPB）

（1）中度低温全流量：CPB 适用于轻到中度病情、心内畸形不复杂的手术。转流中保持体温 26～28 ℃，灌注流量 2.4～3.0 L/(m² · min)，HCT 维持 24 %，复温后 HCT，恢复到 30 %，血浆胶渗压不应低于 2.13 kPa；要始终保持静脉血氧饱和度在 65 %～70 %。

(2)深低温低流量：CPB 适用于先心病复杂手术。在中度低温全流量灌注下，由于流量大，心内回血多，常致病变显示不清楚而使手术进行发生困难，因此常需降低流量来完成手术，但低流量可导致重要脏器供血不足，故必须同时施行深低温以作保护。为使身体各部分的温度做到均匀下降，麻醉诱导后需先施行体表降温，要求在体外转流开始前鼻咽温已降到30～32 ℃，同时静脉注射大剂量甲泼尼龙，待转流开始后再通过血流降温使鼻咽温降到 18～20 ℃，此时可将灌注流量减为全流量的 1/2，必要时可短时间减为 1/4 以利于手术操作。本法的安全关键在于低流量的时间长短与当时的体温，同样要求静脉血氧饱和度保持在 65 %～70 %。

(3)深低温停循环：由于新生儿和婴儿的心脏小，或心内畸形复杂，手术只能在循环完全停止、心内无血、无体外循环管道的情况下完成，此时可采用深低温停循环的方法。要求保证头部降温和体表降温，应用大剂量甲泼尼龙，采用 pH 稳态，鼻咽温达到 15 ℃，停循环时间不超过 60 min。要求严格掌握适应证，停循环的时间愈短愈好，以减少脑缺血缺氧损伤并发症。

6.先心病术中的心肌保护　小儿心脏的结构和功能与成人有较多不同；紫绀与非紫绀先心病儿的心脏也有区别。用于成人保护心肌的心脏停搏液配方并不适合于小儿，小儿心肌保护液有其特殊要求，但目前尚无公认的理想配方，这是当前研究的热点。近年对 CPB 应用高氧可引起再氧合损伤的问题已引起各家高度重视。Allen 观察 28 例新生儿先天性心脏病CPB 手术，其中 7 例为非紫绀型，CPB 机预充液用 100 %吹氧，PO_2 达到 53.33～73.33 kPa；转流开始后 PO_2 下降并维持在 26.67～40.00 kPa。余 21 例为紫绀型，血氧饱和度均低于 85 %，分为 3 组：一组为高氧合组(7 例)，预充液用 100 %氧吹入，PO_2 达 53.33～73.33 kPa，转流开始后 PO_2 维持在 53.33～73.33 kPa；二组为低氧合组(6 例)，预充液用 21 %氧吹入，PO_2 达18.67～20.00 kPa；转流 5～10 min 时 PO_2 上升并维持在 26.67～40.00 kPa；三组为白细胞滤过组，在预充液及 CPB 动脉端用 Pall RC-400 白细胞滤过器。3 组患者均在 CPB 前、CPB后 10 min 及 20 min、阻断升主动脉前，分别各切取右心房组织以测定 MDA 含量。结果非紫绀病儿 MDA 增加 40 %；紫绀一组 MDA 上升 407 %；紫绀二组 MDA 上升 227 %；紫绀三组MDA 仅上升 19 %。结果显示，对紫绀型先心病 CPB 采用高氧合预充液，或不用白细胞滤器，右心房 MDA 上升显著，提示心肌损伤重；CPB 采用低氧合预充液，或加用白细胞滤除，右心房 MDA 上升减少，提示心肌损伤也减轻。此与缺氧心肌的抗氧化剂保存能力降低，对高氧再氧合损伤更敏感可能有关。在缺氧再氧合期引入的分子氧，可致抗氧化剂保存能力进一步降低，其结果是脂质过氧化和 CPK 增加，心肌收缩力减弱。因此，对紫绀病儿 CPB 预充液以不采用高氧合而采用常氧预充液，或再加入氧自由基清除剂较好。这已在成人冠脉搭桥患者 CPB 用高氧(53.33 kPa)或常氧(18.67 kPa)预充液的研究结果得到证实，高氧 CPB 后的心肌损伤和肺损伤更加明显。有人采用含血停跳液，虽可减轻缺血再灌注损伤，但不能避免缺氧再氧合损伤。

7.输血输液

(1)输液：小儿年龄愈小，细胞外液比例较成人愈大。小儿肾功能发育不完善，容易发生脱水或水分过多。经体外转流后总体液量常过多，但循环血量往往仍然不足。循环血量理想时，尿量应维持在 0.5～1 mL/(kg·h)，但尿量并不能全面反映体内含水量和肾功能。①一般在麻醉后先按 10 mL/(kg·h)输液，体重 10 kg 以下小儿需用微量泵输注。待动静脉直接测压建立后，再根据测定参数调整输液量。心包切开后观察心脏的充盈程度可用做参考；②

液体种类在新生儿可输 10 %葡萄糖液和 0.25 %生理盐液；1 岁以下输 5 %葡萄糖和 0.25 %生理盐液(因婴儿容易发生低血糖)岁以上仅输乳酸钠林格液(因在转流后都有血糖升高)；③紫绀病儿需根据血 pH 输用 5 %碳酸氢钠(mL)＝1/3 体重(kg)×(−BE)。非紫绀病儿因脱水、代谢性酸中毒时也需输用适量碳酸氢钠。市售大液体的 pH 常较低,输注时也加以调整；④除输注晶体液外,在转流后需输入胶体液如库血、血浆、血清蛋白、血定安等,以维持胶体渗透压、循环血量和总血容量；⑤转流后常出现低血钾,应从中心静脉通路输注钾溶液,严格控制输速,并不宜将钾加入输血袋中输注,因不能严格控制补钾速度；⑥小儿并存甲状旁腺功能不全或维生素 D 储备缺少者,转流后常出现低血钙,此与血液稀释、过度通气碱血症、输注枸橼酸库血、心肺机内高氧合,以及加用碳酸氢钠等因素有关。血清钙低于 1.75 mmol/L 或离子化钙低于 1 mmol/L 时应予补充葡萄糖酸钙。

(2)输血:正常新生儿的血容量为 80～93 mL/kg。①对病情不重,体质较好病儿,术中失血在血容量 10 %以下者可不予输血,术中仅以输液体补充血容量即可,但在体外循环后仍然常需输血。最好用新鲜血,或成分输血,根据实际需要,选择性输注红细胞、血小板、血浆等。尽量少输库血,因库血中的红细胞以每天 1 %速度在破坏；粒细胞于 24 h 后其功能开始减退,到 72 h 时功能下降 50 %；血小板在采血后 3～6 h 即减少 50 %,24～48 h 时降为零。因此,如果输入大量陈旧库血,有时反会引起术后出血增多,甚至发生酸中毒和肾功能不全等并发症。如果库血温度太低,输血前应加温,以防止体温下降；②对术前血红蛋白浓度高的病儿,可在麻醉后或 CPB 前施行急性血液稀释自体输血,不仅可保持输血质量,更重要的是降低血液黏稠度,改善微循环。我们曾对 77 例紫绀病儿在麻醉后施行血液稀释采血,年龄最小者出生后 62 d,最大 14 岁,其中法洛四联症 68 例,占 88.3 %；77 例分别采自体血 60～1400 mL,均于 CPB 后输回,效果显著；③CPB 结束后,心肺机常剩余大量血液,如果 CPB 时间不长、未见血红蛋白尿,且病情较平稳者,可将部分机器余血输回体内；机器余血的血红蛋白浓度低者,可采用超滤法提高机血质量以后再输回体内。

8. 一氧化氮的应用　对部分并发肺动脉高压的先心病病儿,术前施行吸入低浓度(40×10^{-6} mL/L)一氧化氮(NO)试验,对筛选病儿能否接受手术具有判断价值。吸入 NO 后,如果肺血管出现可逆性变化,提示具有手术指征,从而增添了肺动脉高压病儿的手术救治机会。NO 也适于围术期肺动脉高压的治疗,具有减轻肺血管阻力,改善心功能不全,创造脱离 CPB 机条件等功效。在吸入 NO 时需持续监测吸入氧浓度、一氧化氮浓度、二氧化氮浓度,并定时监测血气和血高铁血红蛋白浓度。

(四)体外循环对病儿的影响与麻醉后管理

1. CPB 对病儿的影响　CPB 是治疗先心病不可缺少的手段,但也可能带来不同程度的机体危害。①小儿体液占全身体重的比例较成人大,细胞外液相对多,即使将 CPB 机预充液总量减小至 1000 mL,也相当于婴儿血容量的 4 倍,且预充液内含有各种电解质、药物、晶体液和胶体液,都可对病儿体液和血液成分产生干扰。因此,CPB 后很容易发生体液过多,血渗透压下降,脏器含水量增加,血红蛋白下降,血酸碱度改变等后果,也可引起 CPB 炎症反应及血细胞和血浆成分发生改变。这一系列变化都足以导致重要脏器功能的影响；②CPB 时间在 30 min 以内者,脑循环障碍发生率为 7.4 %；2 h 以上者为 51.9 %。提示 CPB 时间愈短,脑危害愈小；③CPB 灌注流量不足,容易发生脑损伤；新生儿和婴儿在 CPB 深低温下,脑压力/流量自动调节机制消失；脑血流与平均动脉压呈正相关；$PaCO_2$ 和 pH 可直接影响脑血管紧张度和脑组织供氧;④CPB 后容易出现肺损伤,其引起的原因较多,例如转流期间肺被长时间隔离于循环系统之外而不能正常代谢;血液与 CPB 管道表面接触产生炎症反应;缺血再灌注损伤及微栓形成等。其中炎性反应涉及补体、凝血、激肽、纤溶等多个系统,使肺血管通透性改变、通气/血流比失调、肺顺应性下降、呼吸频率增加,以及肺不张、肺水肿和浸润,即所谓 CPB 后灌注肺损伤。为减轻或避免肺损伤,应从预防着手,提高心肺机的材料结构质量,注意维持体液及胶渗压平衡,尽量缩短 CPB 时间,掌握合理的 CPB 灌注,手术矫正畸形尽量满意等;⑤CPB 后肾损伤目前已明显减少,但如果病儿术前并存肾功能不全,或在接受长时间 CPB 灌注、灌注流量不足及术后并发低心排等情况时,肾脏严重损害就很难避免。据统计儿童心脏手术后 4 %～7 %发生肾衰竭且需要肾透析治疗,但死亡率仍高达 58 %～72 %。故应从预防着手,术前积极治疗心源性以外的肾病,CPB 采用优质人工肺,适量血液稀释保持尿量 1～2 mL/(kg·h)以上,适量补充碱性药物以防止酸中毒、碱化尿液和减少溶血;及时利尿,不用肾毒性药物等等。此外,手术纠正畸形尽量满意以避免术后低心排,同样是肾保护非常重要的原则;⑥心脏损伤的影响因素较多,包括麻醉药物抑制心肌;心肌经受 CPB 炎症反应、非生理性 CPB 灌注、血液成分改变,以及心脏血流阻断和开放引起的再灌注损伤等等。故必须重视心肌保护措施。对小儿心肌保护的方法目前尚未达到理想程度,需继续深入研究。

2. 麻醉后管理　CPB 手术后管理是重要的环节,麻醉科医师应参与处理,包括:①监测保持体温,术后体温过低可导致机体酸中毒;体温过高可致脏器代谢增高而引起功能衰竭,故必须重视保持体温稳定;②呼吸道管理,病儿送 ICU 后应核对气管插管深度,检查是否移位;需机械通气者需有保湿装置,以保护呼吸道黏膜;吸痰要严格按操作常规定时吸痰,每次吸痰前、中、后都要充分吸氧,每次吸痰时间不超过 10～15 s。吸痰必须严格无菌消毒,选用柔软、直径不超过气管导管直径 1/2 的吸痰管,吸痰前先钳闭吸管,并尽快深插入气管,然后松钳并旋转吸痰管由里向外轻轻抽出,切忌进退反复移动,以防损伤气管黏膜。如果痰黏稠,吸痰前先在气管内滴入少量 0.25 %～0.45 %生理盐水;如果发生支气管痉挛,可在盐水中加入适量支气管扩张药。小儿术后保留气管插管容易并发症喉头水肿,拔管后可能发生窒息。故应尽量缩短留管时间,并适当应用镇静药以避免病儿头部过度活动,避免呛咳及吞咽动作,定时使用地塞米松喷喉及注射,定时松开气囊减压;③体外膜肺氧合(ECMO),适用于术后心、肺功能衰竭的抢救,1975 年首例新生儿术后应用 ECMO 抢救成功。ECMO 连接方法有 3 种:静脉-动脉;静脉-静脉;体外 CO_2 交换。自 1990 年以来新生儿、婴儿术后应用 ECMO 抢救的成活率由 21 %提高至 83 %,但复杂先心患者的术后抢救还存在其他困难度。

三、瓣膜病

心脏瓣膜病是多见病,发病原因较多,包括风湿性、非风湿性、先天性、老年性退变以及冠状动脉硬化等,其中以风湿病瓣膜病最为常见。在初发急性风湿热的病例中,有 50 %～75 %(平均 65 %)患者的心脏受累;余 35 %虽当时未见心脏明显受累,但以后 20 年中约有 44 %仍然发生瓣膜病。在 20～40 岁人群患心脏病者,约 70 %为风湿性心脏病。成人风湿性心脏病中,约 1/3～1/2 病例可无明显风湿病史。风湿热后可累及心脏瓣膜,甚或侵犯其附属结构(包括瓣膜环、腱索、乳头肌),主要病理改变为胶原纤维结缔组织化和基质部非化脓性炎症。

(一)病情病理特点与估计

1. 二尖瓣狭窄　正常二尖瓣瓣口面积 4～6 cm^2,瓣孔长径 3～3.5 cm。①风湿性瓣膜病变包括前后瓣叶交界粘连、融合;瓣膜增厚、粗糙、硬化、钙化以及结疤;腱索缩短、黏着;左心房扩大血液潴留。风湿性炎症也可使左心房扩大,左心房壁纤维化及心房肌束排列紊乱,导致传导异常、并发心房纤颤和血栓形成。心房颤动使心排血量减少 20 %;血栓一般始于心耳尖,沿心房外侧壁蔓延;②瓣口缩小可致左心房压上升,左心房扩张;由于左心房与肺静脉之间无瓣膜,因此肺静脉压也上升而迫使支气管静脉间交通支扩大,血液从肺静脉转入支气管静脉而引起怒张,可能发生大咯血。同时肺毛细血管扩张淤血及压力上升,导致阻塞性肺淤血、肺顺应性下降、通气/血流比减少,血氧合不全,血氧饱和度下降。肺毛细血管压超过血胶体渗透压(2.6~3.6 kPa),可致肺间质液淤积而出现肺水肿;③肺静脉高压先引起被动性肺动脉压上升,以后肺小动脉痉挛,属代偿性机制;但随时间延长,肺小动脉由功能性痉挛演变为器质性改变,包括内膜增生、中层增厚、血管硬化和狭窄、肺血管阻力增加、肺血流量减少,肺循环阻力增高可高达接近体循环压力,右心负荷增加,肺动脉干扩大,右心室肥厚扩大,右心房压上升,甚者可到三尖瓣相对关闭不全而导致右心衰竭及外周静脉淤血;另外由于心肌炎或心肌纤维化也可导致右心功能不全;④二尖瓣狭窄患者的左心室功能大部分保持正常,但 1/3 患者的射血分数低于正常;由于右心室功能不全,或室间隔收缩力减弱,也影响左心功能,长期的前负荷减少可使左心室心肌萎缩和收缩力减弱;⑤二尖瓣狭窄的病理生理特点为:左心室充盈不足,心排血量受限;左心房压力及容量超负荷;肺动脉高压;右心室压力超负荷致功能障碍或衰竭;多伴心房纤颤,部分有血栓形成。

　　2.二尖瓣关闭不全　　二尖瓣结构包括瓣叶、瓣环、腱索、乳头肌、左心房和左心室。①二尖瓣任何结构发生病变时,即可引起二尖瓣关闭不全。主要系风湿热引起的瓣膜后遗症包括瓣叶缩小、僵硬、瘢痕形成;瓣环增厚、僵硬;腱索缩短,融合或断裂;乳头肌结节变和淀粉样变、缩短、融合、功能失调。此外,当二尖瓣后叶黏着于二尖瓣环而与左心房相连,导致左心房扩大可牵引后叶移位而发生关闭不全。左心室扩张使乳头肌向外下移位,导致二尖瓣环受牵拉和扩张,也可发生反流;②二尖瓣关闭不全时,左心室收缩期血液除向主动脉射出外,部分血液反流回左心房,重者可达 100 mL,因此左心房容量和压力增高;最初左心泵功能增强,肌节数量增加,容量和重量增大。左心房扩大时,75 %发生心房纤颤。一旦左心室功能下降,每搏量减少,反流增剧,肺淤血,可引起肺动脉高压、右心室过负荷及心力衰竭;③临床症状主要来自肺静脉高压和低心排量。在慢性二尖瓣关闭不全时,只要维持左心功能,左心房与肺静脉压可有所缓解,临床症状较轻。急性二尖瓣关闭不全时,由于发病急而左心房、左心室尚未代偿性扩大,此时容易出现左心房功能不全,左心室舒张末压增高和左心房压顺应性降低,临床上可早期出现肺水肿。急性二尖瓣关闭不全多因腱索或乳头肌断裂或功能不全引起。腱索断裂可在原有瓣膜病基础上发生;也可因二尖瓣脱垂、外伤及感染性心内膜炎引起;也可因冠心病供血不足、心肌梗死引起;④二尖瓣关闭不全的病理生理特点为:左心室容量超负荷;左心房扩大;右心衰竭、肺水肿;左心室低后负荷;多伴有心房纤颤。

　　3.主动脉瓣狭窄　　正常主动脉瓣口面积 3~4 cm^2,孔径 2.5 cm。主动脉瓣狭窄可因风湿、先天畸形或老年退变而引起。①风湿炎症使瓣叶与结合处融合,瓣沿回缩僵硬,瓣叶两面出现钙化结节,使瓣口呈圆形或三角形,在狭窄的同时多数伴有关闭不全;②瓣口狭窄后,左心室与主动脉压差>0.66 kPa(系正常值);随着狭窄加重,压差也增大,重者可>6.6 kPa。由于左心室射血阻力增加,左心室后负荷加大,舒张期充盈量上升,心肌纤维伸展、肥大、增粗呈向心性肥厚,心脏重量可增达 1000 g,致心肌耗氧增加,但心肌毛细血管数量并不相应增加。因左心室壁内小血管受到高室压及肥厚心肌纤维的挤压,血流量减少;左心室收缩压增高而舒张压降低,可影响冠状动脉供血,严重者可因心肌缺血而发作心绞痛;③当左心室功能失代偿时,心搏量和心排出量下降,左心室与主动脉间压差减小,左心房压、肺毛细血管压、肺动脉压、右心室压及右心房压均相应升高,临床上可出现低心排综合征;④如果伴发心房纤颤,心房收缩力消失,则左心室充盈压下降;⑤主动脉狭窄的病理生理特点为排血受阻,左心室压超负荷,心排出量受限;左心室明显肥厚或轻度扩张;左心室顺应性下降;心室壁肥厚伴有心内膜下缺血;心肌做功增大,心肌需氧增高。

4.主动脉瓣关闭不全　主动脉瓣或主动脉根部病变均可引起主动脉瓣关闭不全。①慢性主动脉瓣关闭不全的 60 %～80 %系风湿病引起,瓣叶因炎症和肉芽形成而增厚、硬化、挛缩、变形;主动脉瓣叶关闭线上有细小疣状赘生物,瓣膜基底部粘连。其他病因有先天性主动脉瓣脱垂、主动脉根壁病变扩张、梅毒、马方综合征、非特异性主动脉炎以及升主动脉粥样硬化等;②主动脉瓣关闭不全时,左心室接纳从主动脉反流的血液每分钟可达 2～5 L 之多,致使舒张期容量增加,左心室腔逐渐增大,肌纤维被动牵长,室壁增厚,左心室收缩力增强,左心室收缩期搏出量较正常高,此时左心室舒张末压可暂时不上升。但一旦左心失代偿,即出现舒张末压上升,左心室收缩力、顺应性及射血分数均下降;左心房压、肺小动脉楔压、右心室压、右心房压均随之上升,最后发生左心衰竭,肺水肿,继后出现右心衰竭。因主动脉舒张压下降可直接影响冠脉供血,可出现心绞痛症状;③急性主动脉瓣关闭不全可因感染性心内膜炎、主动脉根部夹层动脉瘤或外伤引起,由于心脏无慢性关闭不全过程的代偿性左心室心肌扩张和肥厚期,因此首先出现左心室容量超负荷,最初通过增快心率、外周阻力和每搏量取得代偿,但心肌氧耗剧增;随后由于左心室充盈压剧增,左心室舒张压与主动脉压差缩小,收缩压及舒张压均下降,同样冠脉血流量也下降而致心内膜下缺血加重,最后出现心力衰竭;④主动脉关闭不全的病理生理特点为左心室容量超负荷;左心室肥厚、扩张;舒张压下降,降低冠状动脉血流量;左心室做功增加。

5.三尖瓣狭窄　三尖瓣狭窄多系风湿热后遗症,且多数与二尖瓣或主动脉瓣病变并存,由瓣叶边沿融合,腱索融合或缩短而造成。其他尚有先天性三尖瓣闭锁或下移 Ebstein 畸形。①因瓣口狭窄致右心房淤血、右心房扩大和房压增高。由于体静脉系的容量大、阻力低和缓冲大,因此右心房压在一段时间内无明显上升,直至病情加重后,静脉压明显上升,颈静脉怒张,肝肿大,可出现肝硬变、腹水和水肿等大循环淤血症状;②由于右心室舒张期充盈量减少,肺循环血量、左心房左心室充盈量均下降,可致心排出量下降而体循环血量不足;③由于右心室搏出量减少,即使并存严重二尖瓣狭窄,也不致发生肺水肿。

6.三尖瓣关闭不全　三尖瓣关闭不全多数属于功能性,继发于左心病变和肺动脉高压引起的右心室肥大和三尖瓣环扩大,由于乳头肌、腱索与瓣叶之间的距离拉大而造成关闭不全;因风湿热引起者较少见。①其瓣膜增厚缩短,交界处粘连,常合并狭窄;因收缩期血液反流至右心房,使右心房压增高和扩大;②右心室在舒张期尚需接纳右心房反流的血液,因此舒张期容量负荷过重而扩大;③当右心室失代偿时可发生体循环淤血和右心衰竭。

7.肺动脉瓣病变　肺动脉瓣狭窄绝大多数属先天性或继发于其他疾病,常与其他瓣膜病变并存,且多属功能性改变,而肺动脉瓣本身的器质性病变很少;因风湿热引起者很少见。在风湿性二尖瓣病,肺源性心脏病,先心病 VSD、PDA,马方综合征,特发性主肺动脉扩张,肺动脉高压或结缔组织病时，由于肺动脉瓣环扩大和肺动脉主干扩张，可引起功能性或相对性肺动脉瓣关闭不全。因瓣环扩大，右心容量负荷增加，最初出现代偿性扩张，当失代偿时可发生全身静脉淤血和右心衰竭。

8.联合瓣膜病　侵犯两个或更多瓣膜的疾病，称为联合瓣膜病或多瓣膜病。常见的原因是风湿热或感染性心内膜炎，往往先只有一个瓣膜病，随后影响到其他瓣膜。例如风湿性二尖瓣狭窄时，因肺动脉高压而致肺动脉明显扩张时，可出现相对性肺动脉瓣关闭不全；也可因右心室扩张肥大而出现相对性三尖瓣关闭不全。此时肺动脉瓣或三尖瓣本身并无器质病变，仅只是功能及血流动力学发生变化。又如主动脉瓣关闭不全时，由于射血增多可出现主动脉瓣相对性狭窄；由于大量血液反流可影响二尖瓣的自由开放而出现相对性二尖瓣狭窄；也可因大量血反流导致左心室舒张期容量负荷增加，左心室扩张，二尖瓣环扩大，而出现二尖瓣相对性关闭不全。联合瓣膜病发生心功能不全的症状多属综合性，且往往有前一个瓣膜病的症状部分掩盖或减轻后一个瓣膜病临床症状的特点。例如二尖瓣狭窄并发主动脉瓣关闭不全比较常见，约占 10 ％。二尖瓣狭窄时的左心室充盈不足和心排出量减少，当合并严重主动脉瓣关闭不全时，可因心搏出量低而反流减少。又如二尖瓣狭窄时可因主动脉瓣反流而使左心室肥厚有所减轻，说明二尖瓣狭窄掩盖了主动脉瓣关闭不全的症状，但容易因此而低估主动脉瓣病变的程度。又如二尖瓣狭窄合并主动脉瓣狭窄时，由于左心室充盈压下降，左心室与主动脉间压差缩小，延缓了左心室肥厚的发展速度，减少了心绞痛发生率，说明二尖瓣狭窄掩盖了主动脉瓣狭窄的临床症状，如果手术仅解除二尖瓣狭窄而不矫正主动脉瓣狭窄，则血流动力学障碍可加重，术后可因左心负担骤增而出现急性肺水肿和心力衰竭。

9.瓣膜病并发冠心病　部分瓣膜患者可并发冠心病，因此增加了单纯瓣膜手术的危险性。有人采取同期施行二尖瓣手术与冠脉搭桥手术，占 15 ％～20 ％。在瓣膜手术前如果未发现冠心病，则十分危险。我们曾遇一例二尖瓣置换术后收缩无力，不能有效维持血压，经再次手术探查证实右冠状动脉呈索条状，当即施行右冠状动脉搭桥，术后心脏收缩恢复有力，顺利康复。为保证术中安全和术后疗效，对瓣膜病患者凡存在下列情况者：心绞痛史、心电图缺血性改变、年龄 50 岁以上者，术前均应常规施行冠状动脉造影检查。

10.瓣膜病并发窦房结功能异常　多次反复风湿热链球菌感染，可形成慢性心脏瓣膜病，部分可并发心房纤颤，有的可合并窦房结功能异常。我们对 CPB 瓣膜手术患者在麻醉诱导前，将心电图二级食管电极经鼻腔置入食管，以观察 P 波最大的位置，测定三项指标：窦房结恢复时间（SNRT），正常为＜1500 ms；校正窦房结恢复时间（CSNRT），正常为＜550 ms；窦房结传导时间（SACT），正常为＜300 ms。如果出现上列任何一项异常者，即可判为窦房结功能异常，且这种异常往往在 CPB 手术后仍然保持。风湿性瓣膜患者即使术前为窦性心律，但由于麻醉药物的影响以及手术致心肌损伤等原因，常会出现窦房结功能异常。因此，术中保护窦房结功能具有重要性，可采取下列保护措施：①维持满意的血压，以保证窦房结供血；②手术操作尽量避免牵拉和压迫窦房结组织，特别在处理上腔静脉插管或阻断时尤需谨慎；③缩短阻断心脏循环的时间；④在阻断心肌血流期间要定时充分灌注停跳液，以使心肌均匀降温，可保护窦房结组织。

（二）手术前准备

1.患者的准备

（1）心理准备：无论瓣膜成形术或瓣膜置换术都使患者经受创伤和痛苦；置换机械瓣的患

者还需要终身抗凝,给患者带来不便。这些都应在术前给患者从积极方面解释清楚,给以鼓励,使之建立信心,精神安定,术前充分休息,做到在平静的心态下接受手术。

(2)术前治疗:①除急性心力衰竭或内科久治无效的患者以外,术前都应加强营养,改善全身情况和应用强心利尿药,以使血压、心率维持在满意状态后再接受手术;②术前重视呼吸道感染或局灶感染的积极防治,手术应延期进行;③长期使用利尿药者可能发生电解质紊乱,特别是低血钾,术前应予调整至接近正常水平;④重症患者在术前 3~5 d 起应静脉输注极化液(含葡萄糖、胰岛素和氯化钾)以提高心功能和手术耐受力;⑤治疗药物可根据病情酌情使用,如洋地黄或正性肌力药及利尿药可用到手术前日,以控制心率、血压和改善心功能。但应注意,不同类型的瓣膜病有其各自的禁用药,如 β 阻滞药能减慢心率,用于主动脉瓣或二尖瓣关闭不全患者,可能反而增加反流量而加重左心负荷;心动过缓可能促使主动脉瓣狭窄患者心搏骤停。二尖瓣狭窄并发心房纤颤,要防止心率加快,不应使用阿托品;主动脉瓣狭窄患者不宜使用降低前负荷(如硝酸甘油)及降低后负荷(钙通道阻滞药)的药物以防心搏骤停;⑥术前并发严重病窦综合征、窦性心动过缓或严重传导阻滞的患者,为预防麻醉期骤发心脏停搏,麻醉前应先经静脉安置临时心室起搏器;⑦对药物治疗无效的病情危重或重症心力衰竭患者,在施行抢救手术前应先安置主动脉内球囊反搏(IABP),并联合应用正性肌力药和血管扩张药,以改善心功能和维持血压。

(3)麻醉前用药:除抢救手术或特殊情况外,应常规应用麻醉前用药,包括术前晚镇静安眠药。手术日晨最好使患者处于嗜睡状态,以消除手术恐惧。麻醉前用药不足的患者其交感神经处于兴奋状态,可导致心动过速等心律失常,同时后负荷增加和左心负担加重,严重者可因之诱发急性肺水肿和心绞痛,从而失去手术机会。一般麻醉前可用吗啡 0.2 mg/kg,东莨菪碱 0.3 mg;如若患者心率仍快,麻醉后可再给东莨菪碱。

2.麻醉前考虑

(1)二尖瓣狭窄手术:①防止心动过速,否则舒张期缩短,左心室充盈更减少,心排量将进一步下降;②防止心动过缓,因心排血量需依靠一定的心率来代偿每搏量的不足,若心动过缓,血压将严重下降;③避免右侧压力增高和左侧低心排,否则心脏应变能力更小,因此对用药剂量或液体输量的掌握必须格外谨慎;④除非血压显著下降,一般不用正性肌力药,否则反而有害;有时为保证主动脉舒张压以维持冠脉血流,可适量应用血管加压药;⑤心房颤动伴室率过快时,应选用洋地黄控制心率;⑥保持足够的血容量,但又要严控输入量及速度,以防肺水肿;⑦患者对体位的改变十分敏感,应缓慢进行;⑧术后常需继续一段时间呼吸机辅助通气。

(2)二尖瓣关闭不全手术:①防止高血压,否则反流增加,可用扩血管药降低外周阻力;②防止心动过缓,否则舒张期延长,反流增多;③需保证足够血容量;④可能需要用正性肌力药支持左心室功能。

(3)主动脉瓣狭窄手术:①血压下降时,可用血管收缩药维持安全的血压水平;②除非血压严重下降,避免应用正性肌力药;③避免心动过缓,需维持适当的心率以保证冠脉血流灌注;④避免心动过速,否则增加心肌氧需而形成氧债;⑤保持足够血容量,但忌过量;⑥对心房退化或丧失窦性心律者应安置起搏器。

(4)主动脉瓣关闭不全手术:①防止高血压,因可增加反流;②防止心动过缓,否则可增加反流和心室容量及压力,同时降低舒张压而减少冠脉供血;③降低周围阻力,以降低反流量;

④需保证足够的血容量。

（5）多瓣膜病或再次瓣膜置换手术：①麻醉诱导应缓慢，用芬太尼较安全，需减量慎用吸入麻醉药；②因粘连重，手术困难，出血较多，需维持有效血容量；③心脏复苏后多数需正性肌力药及血管扩张药支持循环；④注意维持血清钾在正常浓度，预防心律失常；⑤术后1/3患者需安置心表起搏器。

（6）带起搏器手术患者：对瓣膜病并发窦性心动过缓、房室传导阻滞患者，术前多已安置起搏器；对部分双瓣置换或再次瓣膜置换手术患者也需安置起搏器；某些先天性心脏病如二尖瓣关闭不全、法洛四联症等手术也需安置起搏器。起搏器可受到外界的干扰和影响，包括非电源及电源因素。非电源因素如血液酸碱度、血内氧分压及电解质变化，都影响起搏阈值。电源因素如雷达、遥测装置、高频装置等电磁波的干扰。术中应用电凝是常规止血方法，对已安置起搏器的患者术中原则上应避用电凝止血，以防发生心室纤颤或起搏器停止工作，但不易做到，故需加强预防措施：手术全程严密监测心电图，尤其在使用电凝时需提高警惕；开胸过程或安置起搏器前仔细充分止血，以减少以后使用电凝的次数；使用电凝前暂时关闭或移开起搏器，尽量缩短电凝的时间；万一发生心律失常，首先停用电凝，如仍不恢复则心内注药，按摩心脏，电击除颤。

3.麻醉药物选择　阿片类镇痛药、镇静药、吸入麻醉药及肌肉松弛药对心脏及血管都产生各自不同的作用。对瓣膜患者选择麻醉药物应作全面衡量，考虑以下几方面问题：①对心肌收缩力是抑制还是促进；②对心率是加快还是减慢；某些病例因心率适度加快而可增加心排血量；心率减慢对心力衰竭、心动过速或以瓣膜狭窄为主的病例可能起到有利作用，但对以关闭不全为主的瓣膜病则可增加反流量而降低舒张压，增加心室容量和压力，使冠状动脉供血减少；③对心律的影响是否扰乱窦性心律或兴奋异位节律点，心律失常可使心肌收缩力及心室舒张末期容量改变；④对前负荷的影响，如大剂量吗啡因组胺释放使血管扩张，前负荷减轻，对以关闭不全为主的瓣膜病则可能引起低血压；对以狭窄为主的瓣膜病也应维持一定的前负荷，否则也可因左心室充盈不足而减少心排出量；⑤用血管收缩药增加后负荷，对以关闭不全为主的瓣膜病可引起反流增加和冠脉血流减少，从而可加重病情，此时用血管扩张药降低后负荷则有利于血压的维持；⑥对心肌氧耗的影响，如氯胺酮可兴奋循环，促进心脏收缩及血压升高，但增加心肌氧耗，选用前应衡量其利弊。

（三）麻醉管理

1.麻醉诱导　瓣膜患者都有明显的血流动力学改变和心功能受损，麻醉诱导必须谨慎操作，要严密监测桡动脉直接测压、心电图和脉搏血饱和度。选择诱导药以不过度抑制循环、不影响原有病情为前提：①对轻及中等病情者可用地西泮、咪达唑仑、依托咪酯、芬太尼诱导；肌肉松弛剂可根据患者心率选择，心率不快者可用泮库溴铵，心率偏快者用阿曲库铵、哌库溴铵等；②对病情重、心功能Ⅲ～Ⅳ级患者，可用羟丁酸钠、芬太尼诱导，不用地西泮，因可引起血压下降；③对心动过缓或窦房结功能差者，静脉注射芬太尼或羟丁酸钠可能加重心率减慢；对主动脉瓣关闭不全患者可引起血压严重下降，也影响冠状动脉供血而发生心律失常，因此可改用小剂量氯胺酮诱导，对维持血压和心率较容易；④最好应用气相色谱-质谱仪检测血中芬太尼浓度以指导临床用药。我们曾用诱导剂量芬太尼20 μg/kg和泮库溴铵0.2 mg/kg，即使不用其他辅助药也能满意完成诱导，注入后1 min测得的血芬太尼浓度为52.6ng/mL。据报道血芬太尼浓度≥15 ng/mL时，血压升高及心动过速的发生率小于50 %。

2.麻醉维持　可采用以吸入麻醉为主,或以静脉药物为主的静吸复合麻醉。①对心功能差的患者以芬太尼为主,用微量泵持续输注,或间断单次静脉注射用药;②对心功能较好者,以吸入麻醉药为主,如合并窦房结功能低下者可加用氯胺酮;③诱导持续吸入 1 ％恩氟烷,我们曾采用 NORMAC 吸入麻醉药浓度监测仪观察,1 h 后呼出气恩氟烷浓度平均 0.61 ％,吸入 2 h 后平均 0.71 ％,CPB 前平均 0.77 ％,CPB 结束时平均仅 0.12 ％,此时临床麻醉深度明显减浅。如果采用芬太尼 50 $\mu g/kg$ 复合吸入异氟烷麻醉,并采用膜肺 CPB 45±8.9 min,异氟烷的排出浓度低于 0.1 ％。提示采用膜肺排出异氟烷的速度远较鼓泡式肺者为缓慢;④我们在静脉注射芬太尼 20 $\mu g/kg$ 诱导后,血芬太尼浓度立即达到 52.6 ng/mL,随后用微量泵持续输注芬太尼,劈胸骨前血芬太尼浓度为 23.6～24.1 ng/mL,转流后降为 3.6±0.8 ng/mL,较转流前下降 72 ％。可见无论吸入麻醉药或静脉麻醉药,经体外转流后其血内浓度都急剧下降,提示麻醉减浅。因此,在体外转流前、中、后应及时加深麻醉,静脉麻醉药可直接注入 CPB 机或经中心静脉测压管注入;吸入麻醉药可将氧气通过麻醉机挥发罐吹入人工肺。

（四）减少术中出血的措施

瓣膜置换手术的出血量往往较多,应采取减少术中出血措施,尽量少用库血。①我们测试单瓣置换手术的库血输注量平均 860 mL,如果施行自体输血,平均仅需库血 355 mL;双瓣置换手术需输库血平均 1260 mL,如果施行自体输血,平均仅需库血 405 mL;②如果采用自体输血结合术中回收失血法,则库血输注量可更减少。我们在麻醉后放出自体血平均每例 540±299 mL,术中回收出血,再加 CPB 机余血经洗涤后回输,平均每例输注自体血 777±262 mL,围术期输注库血量可减少 52.5 ％;③CPB 前及中应用抑肽酶,也可显著减少术中出血,效果十分明显。

（五）术后急性循环衰竭并发症

复杂心脏 CPB 手术后,容易突发急性心脏功能衰竭或血容量急剧减少,循环难以维持,患者生命难以保证,其中严密监测、尽早发现、抓紧抢救是手术成功的关键。

1.CPB 手术后的临床监测与早期诊断　对下列临床监测情况需高度重视:①精神状态异常,表现为烦躁、躁动、精神恍惚、反应淡漠甚至昏迷;②肢体紧张度异常或瘫痪;③皮肤颜色变暗甚至紫绀;④心电图示心率减慢或心律失常,甚至呈等电位直线;⑤尿量减少或无尿;⑥动脉压急剧下降或脉压很小,需首先排除测压管道不通畅、凝血或误差等情况;⑦中心静脉压突然降低或严重升高,需首先排除液体未输入或输入过多过速;⑧检查心表起搏器或辅助循环装置的工作是否正常,排除其故障;⑨胸腔引流液突然急剧增加,鉴别引流液性质是否与血液接近;⑩血红蛋白浓度明显下降;血清钾很低或很高;血气 pH 值下降,呼吸性或代谢性酸中毒;ACT 显著延长等等。

2.急性循环衰竭的抢救措施　心搏骤停或严重低心排综合征的临床表现为无脉搏、无呼吸、无意识状态,提示血液循环已停止,全身器官无灌流,首先大脑受到缺血严重威胁。因此,必须采取紧急抢救措施,包括:①尽早心肺复苏(CPR),施行有效胸外心脏按压、人工呼吸及应用针对性药物;②主动脉内球囊反搏(IABP),常用于瓣膜术后急性低心排综合征,以支持心脏充盈,减少心肌氧需,增加冠脉灌注,从而改善血流动力学及心肌供血。尽早开始是抢救成功的关键;③急症体外循环再手术,常用于瓣膜术后出血,常见左心房顶破裂,左心室后壁破损,瓣周漏、瓣卡瓣等情况。我们在 1984—1995 年期间共施行 CPB 手术 18513 例,其中急症 CPB 抢救手术 130 例,占 0.7 ％。Rousou 在 1988 年至 1993 年间 3400 余例 CPB 手术中,有 16 例急症 CPB 抢救再手术,存活率 56.3 %,以往 13 例只施行 CPR 抢救,存活率仅 15.4 %。提示及时采用 CPB 再手术抢救可明显提高生存率;④在心脏或肺脏功能严重衰竭时,应用体外膜肺氧合(ECMO)抢救具有明显提高生存的效果,可使肺脏和心脏做功减少,全身供血恢复,不致缺氧,文献有使用 ECMO 长达一个多月而获得成功的报道。

四、冠心病

(一)病理生理简述

缺血性心脏病指心肌相对或绝对缺血而引起的心脏病,其中约 90 %因冠状动脉粥样硬化引起;约 10 %为其他原因如冠状动脉痉挛、冠状动静脉瘘、冠状动脉瘤、冠状动脉炎等引起。因冠状动脉粥样硬化及冠状动脉痉挛引起的缺血性心脏病,简称"冠心病",我国 40 岁以上人群中的患病率为 5 %~10 %。

1. 心脏代谢的特点　①心肌耗氧量居全身之冠,静息时可达每 100 g 7~9 mL/min;②冠脉血流量大,静息时成人约每 100 g 流量 60~80 mL/min,最高达 300~400 mL/min;③毛细血管多,与心肌纤维比例达 1∶1;④心肌富含肌红蛋白,每克心肌含 1.4 mg,从中摄取大量氧;⑤心肌富含线粒体,对能量物质进行有氧氧化而产生 ATP,当心肌耗氧量增加时,氧摄取率并不增加,而是靠增加冠脉血流量来补充氧,如果后者未能相应增加,即可出现心肌缺氧;心肌也可从脂肪酸、葡萄糖、乳酸等获取部分能量物质;⑥一旦心肌缺血,供应心脏的血流不能满足心肌代谢需要时即可引起代谢紊乱,主要是高能磷酸化合物生成明显减少,而代谢中间产物在心肌中堆积,从而引起心肌损伤。

2. 心肌氧供需失衡　冠状动脉粥样硬化以及各种原因引起冠状动脉损伤时,冠状动脉狭窄、血栓形成、血流受阻、血流量下降、含氧量下降。增如心肌耗氧的因素有:①心率加快,增快次数愈多,耗氧量愈大,且因心室舒张期缩短,可影响血液充盈和心肌灌注;②心肌收缩力增强,耗氧量增加;③心室壁收缩期或舒张期张力增加,都使氧耗量上升。

3. 冠心病心肌功能、代谢与形态改变　①冠脉供血不足区域的局部可表现收缩期膨出,由此降低心功能。缺血时间越长,膨出范围越扩大,心肌收缩舒张越降低,可致心泵功能减弱,心排血量减少,严重者出现心力衰竭;95 %心肌梗死局限于左心室的某部位,承受收缩期高压力和较大的血流剪切应力冲击;②心肌缺血时,心肌高能磷酸化合物减少,缺血 15 min 时 ATP 下降 65 %,缺血 40 min 时下降 90 %以上;同时细胞膜离子通透性改变,K^+ 外流,Ca^{2+}、Na^+、Cl^- 等内流入细胞,导致膜电位消失;③心肌坏死时,心肌细胞内的各种酶释入血循环;其中心肌肌钙蛋白(cTn)与 CK-MB 是心肌梗死标志物,尤其是 cTn 具有高度灵敏性和特异性。据此,可对心肌梗死做出确诊。心肌肌钙蛋白 I(cTnI)可在 3~6 h 从血中检出,持续 7~10 d;心肌肌钙蛋白 T(cTnT)在 6 h 检出,敏感性稍差,持续 10~14 d。CK-MB 是心肌坏死的早期标志物,在梗死发生 4 h 内其水平升高,峰值出现在 18~24 h,3~4 d 恢复正常。CPK 正常值上限为总 CPK 的 3 %~6 %;6~9 h 的敏感性可达 90 %,24 h 后敏感性接近 100 %;④传统血清酶化验包括谷氨酸酰乙酸转氨酶(SGOT,SGPT),乳酸脱氢酶(LDH),肌酸激酶(CK)等;血脂代谢检查包括胆固醇、低密度脂蛋白和高密度脂蛋白等,均证明与冠心病的发病与程度密切相关。冠心病发病和死亡与胆固醇含量高、低密度脂蛋白含量高及高密度脂蛋白含量低呈正相关。此外,乳酸产生增多可出现心肌酸中毒、糖酵解增强和脂肪氧化障碍,也有诊断价值;⑤心肌缺血时,心肌细胞线粒体肿胀,出现无定形致密颗粒、肌膜破裂、胞核溶解和消失、心肌坏死。根据缺血程度心肌细胞坏死可表现为可逆或不可逆性变化。病理可分心肌透壁性梗死和非透壁性梗死，后者仅累及心内膜下层。

4.心肌梗死过程中的并发症 常见并发症有：①心律失常，检出率 64.3%，包括各种心律失常，如室上性、室性心动过速，房性、室性心动过缓，以及Ⅰ度至Ⅲ度房室传导阻滞；②心功能不全的程度取决于梗死面积大小。梗死面积占左心室心肌 25%以上者，20%～25%可出现心力衰竭；梗死面积≥40%时可出现心源性休克，发生率 10%～15%；③心脏组织破损可能在心肌梗死后 1 周发生，常见室间隔穿孔，多数因前降支闭塞引起，因右冠状动脉及左旋支闭塞也可引起。室间隔穿孔尤其在老年并发高血压者，突然的左向右分流可导致血流动力学骤变，左心负荷增加而发作急性肺水肿甚至左心衰竭。如因右冠脉后降支供血不足，由其单独供血的后内侧乳头肌可发生断裂，从而引起急性二尖瓣严重反流，发生率 25%～50%，死亡率 48%；④室壁瘤可因心肌梗死区的心肌收缩力降低，或愈合期纤维组织替代心肌组织，在心脏收缩压力的作用下梗死区组织膨出而形成室壁瘤，发生率 10%～38%，可能继发室壁瘤破裂，好发部位在左心室前壁或心尖侧壁，如果破口小或有血栓与心包粘连，可形成假性室壁瘤；⑤由心肌梗死区内膜面可出现血栓形成，多见于前壁和心尖部梗死病例，常于心肌梗死后 10 d 内发生；血栓脱落可引起脑动脉、肺动脉、肢体及内脏血管栓塞，发生率为 5%左右；⑥心脏破裂可因急性心包填塞而猝死，约占心肌梗死死亡率的 3%～13%，常发生在心肌梗死后 1～2 周，好发部位在左心室前壁下 1/3 处。

（二）术前评估与准备

1.临床征象与检查 ①手术前应了解患者的心理状态、对手术的理解程度与疑虑问题；属何种精神类型，乐观开朗与悲观脆弱对术后康复有密切关系。手术可诱发精神失常，冠心病手术也不例外，何况还有 CPB 的不利因素；②心脏功能评估可按常规分级：Ⅰ级（体力活动不受限，一般活动无症状）；Ⅱ级（一般活动引起疲劳、心悸、呼吸困难或心绞痛；休息时感觉舒适）；Ⅲ级（轻活动即感心悸、呼吸困难、心绞痛，休息后缓解）；Ⅳ级（休息时也有症状或心绞痛）；③在常规 12 导联心电图中，心肌梗死可出现有 Q 波及无 Q 波两种特征；有 Q 波提示透壁性心肌梗死，无 Q 波表示为非透壁性或心内膜下心肌梗死；T 波、ST-T 段及 R 波常出现改变，或呈传导异常。但心电图在相当一部分心肌梗死患者仍属正常，因此不能完全根据心电图改变来判断病情；④射血分数（EF）有整体射血分数和局部射血分数之分。整体射血分数指左心室或右心室收缩末期射出的血量占心室舒张末期容量的百分比，是临床常用的心功能指标，主要反映心肌收缩力，在心功能受损时它比心输出量指标敏感。成人正常左心室射血分数（LVEF）为 60%±7%，右心室射血分数（RVEF）为 48%±6.0%。一般认为 LVEF<50%或 RVEF<40%即为心功能下降。心肌梗死患者若无心力衰竭，EF 多在 40%～50%；如果出现症状，EF 多在 25%～40%；如果在休息时也有症状，EF 可能<25%。EF 可通过左心室导管心室造影获得，也可通过超声心动图、核素心脏池造影、超高速 CT 和磁共振检查获得；⑤心脏舒张功能是心室含能量的主动过程，用心室顺应性表示。左心室舒张功能失调是冠心病早期征象，先于收缩功能减退出现，对了解心功能有帮助，可通过多普勒超声和核素检查，或左心导管检查获得；⑥冠状动脉造影目前还是最为重要的诊断手段，可提供明确而具体的病变程度和部位。通过计算血管直径可了解其截面积（狭窄程度）。如血管直径减少 50%，其截面积减少 75%；直径减少 75%，截面积减少达 94%；⑦X 射线检查可了解肺部及心脏扩大等情况。心脏扩大者，70%以上患者的 EF<40%；⑧心肌梗死后血液生化

标志物在近年已采用以蛋白质量为主的检测,取代了以往以酶活性为主的检测。

2. **手术危险因素**　影响手术效果的危险因素如下:①年龄大于 75 岁;②女性,冠脉细小,吻合困难,影响通畅率;③肥胖;④EF<40 %;⑤左冠状动脉主干狭窄>90 %;⑥术前为不稳定性心绞痛,心衰;⑦并发瓣膜病、颈动脉病、高血压、糖尿病、肾及肺疾病;⑧心肌梗死后 7 d 内手术;⑨PTCA 后急症手术;⑩再次搭桥手术;或同期施行其他手术。

3. **术前治疗与用药检查**　冠心病搭桥手术前应对这些并发症予以积极治疗和准备。

(1)重点保护心肌功能,保证心肌氧供需平衡,避免心绞痛发作。常用药物有:①硝酸酯类,如硝酸甘油;②钙通道阻滞药,如硝苯地平(心痛定)、尼卡地平、尼莫地平、地尔硫卓(合心爽)以及维拉帕米(异搏定)等;③β-肾上腺素能受体阻滞药,如普萘洛尔(心得安)、美托洛尔、艾司洛尔等。

(2)术前对中、重度高血压患者应采取两种以上降压药治疗,包括利尿药、β-受体阻滞药、钙通道阻滞药、血管紧张素转换酶抑制药、α-受体阻滞药等,应一直用到手术前,不宜突然停药,否则反可诱发心肌缺血、高血压反跳和心律失常。

(3)糖尿病患者在我国因冠心病而死亡者占 22.9 %,比非糖尿冠心病患者高 5~10 倍。糖尿病合并高血压者有 50 %并存自主神经病态,使心脏对血管容量变化的代偿能力降低,临床表现血管系不稳定。①糖尿病主要有两型:胰岛素非依赖型糖尿病,可通过控制饮食或服降糖药治疗,但术前 12 h 应停止服药;胰岛素依赖型糖尿病,术前需用胰岛素治疗,手术治疗的标准为:无酮血症酸中毒,尿酮体阴性,空腹血糖小于 11.1 mmol/L(200 mg/dL),尿糖阴性或弱阳性,24 h 尿糖定量 5~10 g。采用胰岛素治疗者应尽量避用 β-受体阻滞药,否则可应 α-受体兴奋反而抑制胰岛素分泌,糖耐量更趋异常,可诱发或加重低血糖反应;②高血糖可使缺血性脑损伤恶化,增加糖尿病手术患者的死亡率。缺血细胞以葡萄糖无氧代谢,产生大量乳酸,使细胞 pH 下降,使细胞膜损伤增大。高血糖可影响伤口愈合,影响白细胞的趋化、调整和吞噬作用,术后康复受影响;③术前、术中及术后应重复检查血糖,根据血糖值给胰岛素:胰岛素(U/h)=血糖(mg/dL)+150。也可先用微量泵按 5 %葡萄糖 1.0 mg/(kg·min)[相当于 1.2 mL/(kg·h)]输注,然后根据血糖测定值加用相应的胰岛素。此外,每输入 1 L 葡萄糖液加入 KCl 30 mmol,以补偿钾的细胞内转移。输注胰岛素前先冲洗输液管道以减少管道吸收胰岛素,保证剂量准确;④长期应用鱼精蛋白锌胰岛素的糖尿病患者,CPB 术后应用硫酸鱼精蛋白时有可能发生变态反应,重者甚至死亡。因此,应先用小剂量鱼精蛋白拮抗试验,即将鱼精蛋白 1~5 mg 缓慢在 5 min 以上注入,观察无反应后再缓慢注入预计的全量。

(4)对吸烟者,术前应禁烟 2 个月以上。如果合并呼吸系感染,先积极治愈后再手术。

(5)冠心患者常长期使用一系列治疗药物,术前应进行检查。①服用阿司匹林或含阿司匹林药者,术前 1 周应停止使用,以免手术中渗血加剧;②术前必须抗凝者,改用肝素一直到术前;③术前洋地黄治疗者,除并发心动过速不能停药外,最好在术前 12 h 停用;④长期使用利尿药者,最好在术前数天起停药,以便调整血容量及血钾;⑤口服降糖药者,至少自术前 12 h 起停药;⑥慢性心力衰竭或肝脏淤血者,常缺乏凝血因子,术前给予维生素 K 或新鲜冷冻血浆补充。

(三)麻醉管理

1. **麻醉原则**　用于冠心病手术的麻醉药应具备以下特点:不干扰血流动力学、不抑制心肌、不引起冠状动脉收缩,不经肺肝肾脏排出,无毒性,麻醉起效快、消失也快,兼有术后镇痛作用,但目前尚无完全符合上述特点的麻醉药。因此,需严格掌握冠心病麻醉特点(即保持氧供耗平衡,避免氧供减少,氧耗增加),采取合理复合用药原则来完成手术。有人观察到,冠脉搭桥患者进手术室时的心肌缺血发生率为 28 %～32.5 %,麻醉诱导期为 46 %～48 %,心肺转流前为 39.3 %,转流后为 32.1 %。提示掌握冠脉搭桥手术的麻醉具有相当的困难性。

2. 麻醉前用药　对冠心病患者必须尽量做到减轻其恐惧不安心理,给予安慰和鼓励,以防血压升高、心率加快甚至诱发心绞痛。术前晚睡前应给催眠药。术日晨可用地西泮 5～10 mg 口服,或咪达唑仑 5～10 mg 肌内注射,吗啡 0.05～0.2 mg/kg 和东莨菪碱 0.2～0.3 mg 肌内注射。对心脏储备能力低下的患者吗啡用量应适当减少。东莨菪碱需慎用于 70 岁以上老人,因可能引起精神异常。术前尚需根据病情给予抗高血压药、抗心绞痛药如氨酰心安、消心痛、合心爽、硝酸甘油等。

3. CPB 冠脉搭桥手术的麻醉　患者平卧变温毯手术床,面罩吸氧,安置心电图、脉搏氧饱和度、桡动脉测压、中心静脉压等监测。必要时做肺动脉插管监测。①麻醉诱导药可选用咪达唑仑、地西泮、依托咪酯以及芬太尼等。单纯吸入麻醉药或静脉麻醉药往往不能减轻围术期应激反应,加用芬太尼可弥补此缺陷,用量为 10～20 μg/kg 不等。应用较大剂量芬太尼的同时或先后,应注射肌肉松弛药,以防胸腹肌僵直不良反应。肌肉松弛药常用哌库溴铵(阿端)、维库溴铵等;②如果手术在小切口或胸腔镜下施行,要经右颈内静脉置入两个带球囊导管,一个为术中施行冠状静脉窦逆灌心停跳液使用;另一个插入肺动脉供监测压力用;麻醉维持可用较大剂量芬太尼 20～40 μg/kg,辅以异丙酚微量泵持续输注或间断静脉注射,或再吸入低浓度异氟烷或恩氟烷。随着体外转流时间延长,往往血压逐渐升高,可经心肺机或中心静脉管注射地西泮、异丙酚、氯胺酮、压宁定、尼卡地平,或其他短效降压药处理;③我们观察到,在 CPB 手术中的血流动力学可维持平稳,但 CPB 中及后的机体氧代谢有明显改变,表现氧耗上升、氧摄取率和乳酸浓度明显升高,脑氧饱和度明显降低,这与非生理性灌注 CPB 带来的应激反应和炎症反应有关;④在停 CPB 后常出现心率加快、心排量增加、氧供氧耗与氧摄取率都明显上升,乳酸浓度继续升高,提示机体尚处于氧债偿还阶段。因此,冠心病搭桥 CPB 手术前后必须保证足够的通气和供氧,维持满意的血压,停 CPB 后及时恢复血红蛋白浓度和红细胞比积,保证足够的血容量,维持中心静脉压平稳,需要时应用硝酸甘油,以维护心脏功能。

4. 非 CPB 下冠脉搭桥手术的麻醉　1967 年非 CPB 下左乳内动脉与左前降支搭桥手术获得成功,由于其操作技术较难、手术条件要求较高,开展较缓慢,直到 90 年代中期随着手术技术和器械条件等的进步,非 CPB 下搭桥手术今已有迅速发展。①以静吸复合或静脉复合麻醉为主,由于无 CPB 刺激,芬太尼用量可减少,总量 5～30 g/kg,辅以吸入低浓度麻醉药或静脉短效麻醉镇痛药;②为手术游离乳内动脉方便,有时需用双腔支气管插管施行术中单肺通气;③以往为提供心跳缓慢的手术操作条件,常用腺苷、钙离子拮抗剂或 β-阻滞药,以控制心率在 35～60 bpm;如今已采用心脏固定器,而不再需要严格控制心率,由此提高了麻醉安全性;④手术在吻合血管操作期间往往都出现血压下降,以吻合回旋支时最为明显;⑤搭右冠状动脉桥时常出现心率增快,同时肺毛细血管楔压上升,中心静脉压增高,左、右心室每搏做功指数减少,提示左及右心室功能减弱,需应用 α-肾上腺素受体激动剂如苯肾上腺素或去甲肾上腺素等调整血压,但乳酸含量仅轻微增高,脑氧饱和度无明显变化。提示非 CPB 手术中的氧代谢紊乱和缺氧程度比 CPB 手术者轻,术毕可早期拔管;⑥有人采用硬膜外麻醉-全麻联合麻醉,认为可阻断心胸段交感神经,利于减轻应激反应,减少全麻药用量,且又可施行术后镇痛,但应注意有发生硬膜外血肿的可能;⑦近年在非 CPB 下还开展 CO_2 激光、钬激光和准分子激光穿透心肌打孔再血管化术,使心腔内血液经孔道灌注心肌以改善缺氧。主要适用于因冠脉病变严重无法接受冠脉搭桥手术者、PTCA 者、全身状况很差者,或作为冠脉搭桥手术的一种辅助治疗。

5. 危重冠心患者的辅助循环　冠心病患者心脏功能严重受损时,需依靠辅助循环措施,以减少心脏做功,提高全身和心肌供血,改善心脏功能,使用率约为 1 %～4 %。辅助循环的成功主要取决于其应用时机,以尽早应用者效果好。适应证为:术前心功能不全,严重心肌肥厚或扩张;术中心肌缺血时间>120 min;术终心脏指数<2.0 L/(m^2 · min);术终左心房压>2.67 kPa;术终右心房压>3.33 kPa;恶性室性心律失常;术终不能脱离 CPB。

常用的辅助循环方法有以下几种:①主动脉内球囊反搏(IABP)为搭桥手术前最常用的辅助循环措施,适用于术前并存严重心功能不全、心力衰竭、心源性休克的冠心病患者,由此可为患者争取手术治疗创造条件。将带气囊心导管经外周动脉置入降主动脉左锁骨下动脉开口的远端,导管与反搏机连接后调控气囊充气与排气,原理是:心脏舒张期气囊迅速充气以阻断主动脉血流,促使主动脉舒张压升高,借以增加冠脉血流,改善心肌供氧,心脏收缩前气囊迅速排气,促使主动脉压力、心脏后负荷及心排血阻力均下降,由此减少心肌耗氧;②人工泵辅助有滚压泵、离心泵两种。滚压泵结构简单,易于操作,比较经济,缺点是血球破坏较严重,不适宜长时间使用。离心泵结构较复杂,但血球破坏少,在后负荷增大时可自动降低排出量,更加符合生理,可较长时间使用,一般能维持数天;③心室辅助泵有气驱动泵和电动泵两型。气驱动型泵流量大,适于左、右心室或双心室辅助,但泵的体积大,限制患者活动。近年逐渐采用可埋藏型电动型心室辅助泵,如 Heartmate(TCI)和 Nevacor,连接在心尖以辅助左心功能;④常温非 CPB 搭桥手术中,有时出现心率太慢和血压太低而经药物治疗无效者,可继发循环衰竭,此时可采用"微型轴流泵",根据阿基米德螺旋原理采用离心泵驱动血液以辅助循环,常用 Hemopump 和 Jarvik 泵。在轴流泵支持下施行常温冠脉搭桥术,可比 CPB 下手术的出血少,心肌损伤轻。轴流泵的优点是:用患者自体肺进行血液氧合;不需要阻断主动脉;不存在缺血再灌注损伤;降低心脏负荷,减少心肌耗氧,增加心肌血流,增强心肌保护;减少肝素用,减少手术出血。但轴流泵本身在目前尚需继续探索和改进。

(四)术后管理

1. 保证氧供

(1)维持血压和心脏收缩功能,必要时辅用小剂量儿茶酚胺类药。同时保证足够的血容量,使 CVP 维持满意水平。应用小剂量硝酸甘油,防止冠脉痉挛和扩张外周血管。

(2)维持血红蛋白浓度,手术顺利者维持 80 g/L 和 Hct24 %水平,可不影响氧摄取率、混合静脉血氧张力及冠状窦氧张力。但在①心功能不全,无力提高心排血量或局部血流;②年龄>65 岁血红蛋白水平应适当提高。

(3)术后出现并发症而增加机体耗氧。

(4)术后需机械通气辅助呼吸等严重情况时,血红蛋白浓度应维持 100 g/L 和 Hct30 %或更高。

(5)维持血气及酸碱度正常,充分供氧,监测 pH,调整呼吸机参数使血气达到正常水平。积极治疗酸中毒、糖尿病及呼吸功能不全。

2.减少氧耗　保持麻醉苏醒期平稳,避免手术后期过早减浅麻醉,应用镇静镇痛药以平稳渡过苏醒期。

预防高血压和心动过速,针对性使用 α-阻滞剂(压宁定),β-阻滞剂(美托洛尔),钙离子拮抗剂等短效药。如果仍出现血压升高,试用小剂量硝普钠,但应注意术后患者对硝普钠较敏感,需慎重掌握剂量。心率控制在小于 70 bpm,其心肌缺血发生率为 28 %,而心率高于110 bpm者则可增至 62 %。

3.早期发现心肌梗死　冠脉搭桥患者围术期心肌缺血率为 36.9 %~55 %,其中 6.3 %~6.9 %发生心肌梗死。临床上小范围局灶性心肌梗死不易被发现;大范围者则引起低心排综合征或重度心律失常,其中并发心源性休克者 15 %~20 %,病死率高达 80 %~90 %;并发心力衰竭者为 20 %~40 %。早期发现心肌梗死具有重要性,其诊断依据有:①主诉心绞痛;无原因的心率增快和血压下降;②心电图出现 ST 段及 T 波改变,或心肌梗死图像;③心肌肌钙蛋白(cTn)、CK-MB、肌红蛋白(Myo)、核素扫描^{99m}锝-焦磷酸盐心肌"热区"心肌显像可支持早期心肌梗死的诊断,有重要价值。

4.术后镇痛　心脏手术后创口疼痛不仅患者痛苦,更可引起机体各系统一系列病理生理改变,例如:①患者取强迫体位,导致肌肉收缩,肺活量减少,肺顺应性下降,通气量下降,容易缺氧和 CO_2 蓄积;②患者不能有效咳嗽排痰,易诱发肺不张和肺炎;③患者焦虑不安、精神烦躁、睡眠不佳,可使体内儿茶酚胺、醛固酮、皮质醇、肾素-血管紧张素系统分泌增多,引起血管收缩、血压升高,心率加快、心肌耗氧增加;还可引起内分泌变化,使血糖上升,水钠潴留、排钾增多;④引起交感神经兴奋,使胃肠功能抑制,胃肠绞痛、腹胀、恶心、尿潴留等。综上所述,对冠脉搭桥手术后施行镇痛具有极重要意义。

临床习用肌注吗啡施行术后镇痛,存在不少缺点需要改进。1999 年 Loick 等报道道 70 例搭桥手术后,用三种术后镇痛方法,25 例用硬膜外腔给镇痛药;24 例用静脉持续输注镇痛药;21 例用常规肌注吗啡法作为对照;以血流动力学、血浆肾上腺素、正肾上腺素、氢皮质酮、心肌肌钙蛋白 T、心肌酶和心电图等作为观察指标,比较其变化结果为,对照组>70 %,静脉持续镇痛组 40 %,硬膜外镇痛组为 50 %,提示镇痛组的各指标变化均明显低于对照组,证明术后镇痛可减少心肌缺血改变,提高冠心病手术疗效。近年开展芬太尼或吗啡患者自控镇痛(PCA)法,患者根据自己的感受而按需用药,用药量减小,效果更好。

第二节　大血管手术的麻醉

一、大血管病分类及病理生理

(一)大血管病分类

大血管一般指躯干部位的主流血管。大血管病从发生原因可分为先天性和后天获得性两种。

先天性大血管畸形包括静脉系统和动脉系统。静脉系统有双上腔静脉,双下腔静脉,上腔静脉或下腔静脉缺如,肺静脉异位引流等。动脉系统有肺动脉畸形,包括肺动脉干发育异常和肺动脉瓣狭窄、关闭不全或完全闭锁。主动脉畸形,包括主动脉瓣异常、主动脉窦瘤、主动脉缩窄、主动脉弓中断、右位主动脉弓或右位降主动脉、主动脉肺动脉间隔缺损,其他复杂畸形如法洛四联症、大动脉转位等等。

后天获得性大血管病主要为主动脉瘤，由于动脉粥样硬化、高血压、主动脉壁退行病变、外伤、梅毒或细菌感染等原因造成，可发生在主动脉各段，按部位分类有升主动脉瘤、主动脉弓部瘤、胸降主动脉瘤、腹主动脉瘤、严重者累及主动脉全长如Ⅰ型夹层动脉瘤。按病理分类为：①真性动脉瘤，瘤壁由三层动脉壁构成；②假性动脉瘤，血液通过血管破口进入周围组织形成血肿，机化后其内面覆盖内皮，假性动脉瘤实际是由内皮覆盖的血肿；③夹层动脉瘤，从血管血流剪切应力最强处及血压变化最明显处，血流从内膜破裂口钻入病理性疏松的中膜，顺血流方向将中膜纵行劈开，形成一个假血管腔，也可再次破入真血管腔内，形成血流旁道。

先天性大血管畸形由于病情严重，出生后即发病，如主动脉弓中断80％在生后一个月内死亡，活到一岁者不足10％。完全性肺静脉异位引流多数在一岁内死亡，大动脉转位必须在新生儿期内进行手术，因此先天性大血管病临床上主要归属于小儿外科范畴。本节涉及的大血管病主要包括先天主动脉缩窄，后天主动脉瘤。

（二）主动脉缩窄

1.分型　主动脉缩窄绝大多数（95％）缩窄部位在动脉韧带附近，主动脉管壁呈局限而均匀狭窄，动脉壁中层变形，内膜增厚并向腔内凸出。临床根据缩窄部位分幼年型及成人型。幼年型约占10％，为动脉导管近心端的主动脉峡部狭窄，程度比较严重，主动脉血液通过量很少，侧支循环不充分，合并动脉导管开放者，肺动脉内静脉血部分进入降主动脉，因此下身动脉血氧明显低于上身，出生后如动脉导管闭锁则婴儿不能存活。成人型约占90％，多见于成人，为动脉导管远心端的主动脉峡部狭窄，程度一般较幼年型轻，动脉导管已闭锁，狭窄前后的主动脉间有巨大压力差，使狭窄以上的动脉如胸廓动脉，乳房内动脉，肋间动脉代偿性扩张，并与狭窄以下的降主动脉分支如肋间动脉，腹壁深动脉等血管之间有丰富而广泛的侧支循环。

2.病理生理　主动脉缩窄主要病理生理变化为缩窄近心端的高血压和远心端的低血压。高血压的形成一方面来自机械性梗阻，另一方面不能排除肾血流减少的因素。主要病理生理变化有以下几个方面。

（1）对心脏的影响：为克服狭窄带来的外周阻力增加，心脏代偿性高功能状态，心肌收缩力加强，心室壁张力增加。心肌细胞蛋白合成加速，心肌肥大，由于心肌肥大，使毛细血管与肥大心肌纤维距离加大，氧和营养物质弥散困难，另外肥大细胞中线粒体减少，使心肌缺氧，长期高血压机械刺激使冠状动脉发生粥样动脉硬化与纤维增生，也使心肌供血不足，心肌肥厚引起冠状动脉阻力增加，血流量减少，耗氧量增加，心肌和心室舒张顺应性降低，僵硬度增加，影响心脏舒张期充盈率，心脏逐渐发生代偿性失调发展为心力衰竭。

（2）对大脑的影响：正常人脑血管有自身调节功能并有一定范围，高血压者调节范围上升，在长期高血压冲击下脑微动脉可发生纤维性坏死和管腔狭窄，脑组织因血流减少发生梗死，高血压严重者可发生小动脉破裂出血。在较大脑血管可促进动脉粥样硬化，管腔狭窄，脑组织缺血，形成脑血栓。

（3）对视力的影响：血压升高可引起视网膜血管痉挛，小血管壁通透性增高和血管内压增高可发生渗出，如果血管壁损伤可发生出血，脑水肿也可引起视神经乳头水肿，严重影响视力。

（4）下身缺血缺氧：在成人型主动脉缩窄，动脉导管已闭锁，狭窄以下身体由于动脉压降低,血流量减少,使组织供氧量减少,为低动力性或循环性缺氧。虽然动脉血氧分压、氧饱和度和氧含量正常,但静脉血氧含量低,动-静脉氧差大于正常,脱氧血红蛋白如果超过 5 g/L,则发生紫绀。在幼儿型动脉导管开放者,由于肺动脉内静脉血部分进入降主动脉,使下身动脉血氧含量下降,亦表现为紫绀,但紫绀较为明显而且发生机制与上述不同。如果侧支循环不发达,肝肾组织缺氧可引起功能障碍。

(5)侧支循环丰富:缩窄程度愈严重者侧支循环愈丰富,上身血管明显扩张,粗大的侧支血管可压迫周围组织和器官,如臂丛神经受压或脊髓受压。

(三)主动脉瘤

1.病理特点　正常血管结构为内膜、中膜和外膜。人体动脉分为弹性动脉和肌性动脉,前者为大动脉,具有很大的牵引弹性,使冲击性血流转变为均匀血流,后者为身体周围动脉,它可在极大范围内自动变更血管口径的大小。主动脉属弹性动脉,在中膜有高度发达的弹力结构,呈向心性排列的厚层,在主动脉横断面可看到 50 层,相互由纤维连接,弹力膜纤维相互交叉而呈螺旋,这种结构适合接受纵向及环向的张力,肌肉是弹性结构张力调节器,平滑肌细胞呈毛笔状分支附着在弹力膜上,调节管壁的紧张度。如果中膜弹力层失去正常结构,失去弹性,血流冲击或血压增高必然形成动脉瘤,而且逐渐发展和扩大。

2.形成原因

(1)动脉粥样硬化:动脉粥样硬化为多发病、常见病,有资料报道我国 40～49 岁人群尸检中,主动脉粥样硬化病变检出率为 88.31 %,冠状动脉为 58.36 %。病变多发生在主动脉后壁及分支开口处。血管内见灰黄色纤维斑块,表层胶原纤维逐渐增加及玻璃样变。粥样斑块,中层为粥糜样物,为无定形坏死物质,斑块处可出血、破裂、溃疡、血栓形成以及钙化。中膜萎缩、弹力板断裂。

(2)高血压:高血压是促进动脉粥样硬化病变的重要因素,认为高血压、血清胆固醇水平升高、吸烟是冠心病和缺血性脑病的主要危险因素。高血压血液流变性改变导致对血管的损害。

(3)退行性变:随着年龄增长出现衰老的退行性变化,动脉内膜因胶原和弹力纤维增多而增厚,管壁的弹力组织失去弹性。主动脉扩张屈曲,弹性下降,动脉中膜变质,发生营养不良性钙化,玻璃样变,有坏死灶,钙化灶周围有纤维组织增生,动脉僵硬。

(4)炎症:包括梅毒性或细菌、真菌性。升主动脉瘤梅毒性多见,多在感染后十余年发病。中膜有粟粒状树胶样肿形成,灶状坏死,弹力板破坏,肉芽及结缔组织增生,血管内膜增厚,内弹力膜断裂或消失并纤维化。

(5)外伤:根据当时具体情况和作用力而异,易出现在主动脉峡部。

(6)先天性:多发生在主动脉弓部和弓降部。

3.病理生理改变　主动脉瘤可发生在主动脉不同部位,有不同病理变化,在病情发展中,不同病理生理过程对身体产生不同影响。一旦急性大量出血则后果一样都危及生命。

(1)升主动脉瘤:升主动脉根部扩张并可波及无名动脉,可伴有主动脉瓣关闭不全及冠状动脉开口上移,主动脉瓣反流使左心室排血量增加,舒张期容量增加,左心室腔增大,室壁增厚,心肌肥大,由于主动脉舒张压下降或冠状动脉开口移位影响心肌供血。一旦左心失代偿舒张末压上升,左心室收缩及射血分数下降,左心房及右心压随之上升,相继发生左心衰、肺水肿及右心衰。瘤体也可压迫胸壁、肋骨、气管等组织。

(2)主动脉弓部瘤:主动脉弓起自无名动脉根部到左锁骨下动脉。弓部瘤因膨大压迫周围组织如气管、食管、喉返神经、上腔静脉,如果涉及头臂动脉则影响头部、上肢供血或静脉血的回流产生脑功能障碍及上身、面部缺血或循环淤滞。

(3)降主动脉及胸腹主动脉瘤:降主动脉自左锁骨下动脉至膈肌主动脉裂孔。胸腹主动脉是穿过膈肌裂孔一直向下的部分。瘤体可压迫食管、肋骨和前、后胸壁。如果影响脊椎动脉及左锁骨下动脉供血则会影响近心端脊髓血运,如果胸降主动脉的肋间动脉受压则影响脊髓远端的血运,发生神经分布区感觉或运动障碍。胸腹主动脉供应腹腔脏器和下肢血流,瘤体压迫或血栓形成减少供血时,发生各器官功能紊乱,肾脏缺血时诱发高血压等并发症,使病情复杂和加重。

(4)夹层动脉瘤:主动脉中层弹力纤维平滑肌断裂、纤维化和玻璃样变性、或囊性坏死,出现薄弱部分,内膜与中膜附着力降低,内膜的破口使血液进入中层并使之剥离形成假腔和夹层动脉瘤,近心处可阻塞冠状动脉供血,影响主动脉瓣功能,向远侧发展可使头臂动脉、肋间动脉、腹腔动脉、肠系膜动脉、肾动脉供血障碍或中断,引起相应器官功能紊乱。如果假腔压力高向外膜穿破则发生内出血。1955 年 De Bakey 将其分为Ⅲ型:Ⅰ型,内膜破口多位于主动脉瓣上 5 cm 内,夹层病变向上、下两端扩张,向下影响主动脉瓣及冠状动脉,向上可达主动脉脉弓、胸降主动脉、腹主动脉甚至髂动脉。Ⅱ型,内膜破口与Ⅰ型相同,夹层变化仅限于升主动脉,多见于马方综合征。Ⅲ型,内膜破口位于主动脉峡部,即左锁骨下动脉开口 2～5 cm内,夹层向两端扩展,向上波及主动脉弓,向下波及腹主动脉。

二、术前病情估计和准备

(一)危重病情的估计

1.患者症状　精神烦躁不安或淡漠,昏迷,苍白或紫绀,大汗,呼吸困难,主诉背、腹部剧烈疼痛,行走困难或瘫痪。

2.检查　可发现血压低或休克状态,胸部或腹部闻及血管杂音,主动脉瓣有舒张期杂音,腹部有波动性包块。X 射线及超声检查有大动脉病变,CT(电子计算机断层扫描),UFCT,MRI(磁共振成像)或血管造影有助于诊断及明确病变部位或有无动脉瘤出血。化验检查有贫血或肾脏损害。

(二)影响病情的因素

1.主动脉缩窄程度　狭窄严重时引起明显头部、上肢高血压,有左心负荷增加和心功能不全。侧支循环丰富,粗大的侧支血管压迫周围器官和组织,产生神经受压使感觉和运动障碍。如果侧支循环缺乏,术后发生脊髓缺血甚至截瘫危险性增加。

2.主动脉瘤大小　瘤体愈大出血可能性愈大,手术愈困难。

3.主动脉瘤部位　弓部主动脉瘤影响头臂血管,手术时脑保护重要而困难;降主动脉或腹主动脉供应脊髓及腹腔脏器血运,包括肾脏,手术中如何保证不受损伤,术后恢复正常功能任务也十分艰巨。

4.夹层动脉瘤　90 %患者有急性发作历史,病情发展迅速,如果累及主动脉全程为Ⅰ型夹层动脉瘤,手术复杂,危险性大,而且很难根治。

5.并发高血压　动脉瘤和大动脉炎患者高血压发生率高达 70 %～87 %,长期血压升高,如果控制不当,使血流动力学恶化,心脏、血管、中枢神经、肾脏功能改变,存在心功能不全,如有脑出血,脑血栓形成,更增加手术危险性和术后并发症发生率。

6.并发冠心病 动脉粥样硬化性动脉瘤往往并发冠心病,手术前要切实了解冠心病程度、症状及药物治疗效果,能否控制心绞痛,心脏功能如何,必要时进行冠状动脉造影,如果病变严重应先行冠状动脉手术,避免动脉瘤手术中或手术后发生急性心肌梗死,导致死亡。

1984 年 Hertzer 等在 1000 例血管手术前进行冠状动脉造影,发现在腹主动脉瘤患者中 31％有冠心病,外周血管患者中并发冠心病有 25％,脑血管患者中有 26％,下肢血管患者中有 21％,Mayo clinic 报道,2452 例择期手术的腹主动脉瘤患者中,有 4.1％(100 例)先进行了冠脉再建,其中 85％为 CABG,15％为 PTCA,腹主动脉瘤手术时间间隔在 CABG 后平均 10 周,在 PTCA 后平均 10 d。其他单位报告在择期血管手术前需要冠脉搭桥手术者约占 5％～8％。

(三)术前准备

1.稳定情绪,使患者安静,卧床休息,预防瘤破裂出血。

2.治疗高血压 应用降压药,如果用药时间已长或高血压较明显,则手术前不必停药。如果有心功能不全,应强心利尿,调整电解质,改善心脏功能,如果病情允许,手术前停用洋地黄、利尿药或影响心率的 β 阻滞药。

3.预防心绞痛 药物控制发作,必要时应用硝酸类药、β 受体阻滞药或钙通道阻滞药。

4.保护肾功能 胸腹部动脉瘤的患者,术前肾功能不全可高达 14％,手术前应适当补充液体,维持心排量和排尿量,不用或少用对肾脏有毒性的药物。

5.麻醉前用药 手术前晚应用镇静催眠药,减轻精神紧张,保证睡眠和休息。手术当日用较重术前药,尤其对合并有高血压和冠心病的患者,除常规用吗啡和东莨菪碱类药物外,可加用速可眠、安定类药,使患者处于嗜睡状态,对周围环境淡漠减少应激反应。如有严重主动脉瓣关闭不全和心功能受损者,心率不能太慢,心动过缓和血管扩张可引起血动力学波动影响血压的维持。

6.气管插管除常规准备单腔管外,在胸降主动脉手术时需准备双腔支气管插管以及特制接头。

7.建立足够静脉通路 必须保证有 3～4 条静脉通路,穿刺针口径 14～16 号,包括中心静脉及外周静脉,中心静脉用双腔、三腔管,在升主动脉和弓部主动脉瘤时,要准备特制长导管以便从外周静脉送入中心静脉,股静脉置管长度需 30 cm 以上,肘部静脉置管长度需在 60 cm 以上。

8.降主动脉及胸腹主动脉瘤手术,在应用上、下身分别灌注方法时,需在上肢及下肢同时监测动脉压力,术前应准备两套测压装置,包括穿刺针,三通,换能器等物品。

9.需用体表低温的手术,应准备变温毯、冰帽、冰袋、热水袋、体温计及测温探头,一般在鼻咽部及直肠处测温。

10.准备血液回收装置。根据各医院条件,如全自动或半自动洗血球机(Cell Saver),使手术中出血经回收清洗后红细胞再利用,或血浆分离装置手术前进行血浆分离。或利用低温麻醉机吸引血及回收过滤装置,也可自制简易血液回收装置。

11.准备低温麻醉用品、透析装置。大部分大血管手术需要在低温麻醉下进行,因此应准备低温麻醉机和氧合器等配套物品以及灌注人员。即使手术不需低温麻醉,万一大出血往往也需用低温麻醉转流进行抢救,维持生命,争取时间止血。胸腹主动脉瘤手术后肾脏受损并不少见,一旦出现肾衰尽早考虑透析治疗,因此也应当准备透析用设备。方法有多种,常用血透析、腹膜透析。

三、手术中监测

（一）无创监测

1. 动脉血压　在有创性动脉压测得前可先用无创方法监测动脉血压，但要注意患者上肢有无大血管狭窄或受压情况，如左锁骨下动脉或无名动脉正常血流受阻而缺血，一方面得不到准确的血压，而且可能由于血压带压迫引起肢体更加缺血或神经损伤。

2. 心电图　术中多用肢体导联，即左、右上肢及左下肢安放电极，观察心率、心律及 ST-T 段，早期发现心律失常和心肌缺血改变。

3. 体温　常用监测部位有鼻咽、食管、直肠。虽然鼓膜温度比较接近脑部温度但易引起外伤应用较少。一般低温麻醉时监测鼻咽温，低温麻醉时还要监测血液及变温水箱温度，如果应用深低温低温麻醉或上、下身分别灌注时，要同时监测鼻咽部和直肠部温度。鼻咽温探头放入深度为同侧鼻翼到耳垂长度，气管插管有漏气则温度偏低不准。鼻咽温接近头部温度，食管温接近心脏温度，直肠温接近腹腔内脏温度。变温速度以食管最快，鼻咽次之，直肠部最慢。

4. 经皮脉搏血氧饱和度　根据血红蛋白光吸收原理，通过皮肤电极可监测机体氧合情况，其反应的灵敏度早于血压测定。在心律不齐时测出的脉搏不能代表心率数。血氧饱和度 50 ％时精确度下降，低于 50 ％则不准确，它还受电力、灯光、电极接触程度以及皮肤血管紧张程度等因素的影响。电极可放在手指、足趾、鼻部等处。大血管病如果上、下身供血有差别，则监测结果只能反映身体局部氧合情况而不能代表整个机体。

5. 经皮脑氧饱和度　通过额部皮肤电极测定局部脑组织氧饱和度，反应脑组织动脉及静脉氧饱和度混合值，反应氧供需情况。仪器原理是利用血红蛋白对可见近红外光有特殊吸收光谱特性。有学者提出如低于 55 ％为异常。在低血压、低流量灌注、深低温停循环时，此项监测很有价值，可指导麻醉和低温麻醉的管理。

6. 呼气末 CO_2　监测仪连接气管插管，了解呼出气中 CO_2 含量，判断呼吸循环功能及呼吸道通畅情况。

7. 脑电图　脑电主要来自大脑皮层表层细胞活动，不同麻醉药物、不同体温有不同脑电图特征。手术中血动力学变化如头部血淤滞、低血流量供血不足，甚至无血供应时，脑电图有不同反应，尤其可作为循环恢复以及脑功能恢复的评估和预测参考。

8. 食管听诊　利用空气传导原理，食管听诊管将呼吸音传至医生耳中。气管插管后将食管听诊管送入食管，可清晰听出肺内情况，如痰鸣音、水泡音、气管痉挛声等，现已发展为多功能，带有温度探头、食管心电图电极以及多普勒超声传感器等。

9. 经食管超声心动图（TEE）　可监测术中心功能，了解心肌收缩力，对合并高血压、冠心病或左心室扩大主动脉瓣关闭不全患者有重要作用。大血管手术中了解血容量状况。对夹层瘤的定位、范围有极大帮助。

10. 经颅多普勒（TCD）　利用超声波多普勒效应，对颅内、外血管血流速度进行监测。可用于深低温低流量及停循环时。探头有脉冲多普勒，主要用于监测颅内血管，连续波多普勒，主要用于颈部和外周血管。对了解脑部血流及血流中栓子的判断很有价值。

11. 吸入麻醉气体浓度　浓度监测仪连于呼吸管路，了解吸入气或呼出气中麻醉气体浓度,了解患者对麻醉药的摄取和分布,对麻醉药的耐受力,便于麻醉管理。

（二）有创监测

1.动脉血压 一般心血管手术常规经左桡动脉穿刺测动脉血压,但在大血管手术时,需根据手术部位决定,如胸主动脉手术时,术中可能要阻断左锁骨下动脉,此时不能从左桡动脉测压而必须经右桡动脉穿刺测压。当手术需从右锁骨下动脉灌注时则不能用右桡动脉穿刺测压。手术复杂,需采用上、下身分别低温麻醉灌注时,上、下肢都需有动脉压监测,一般上肢采用桡动脉,下肢采用股动脉或足背动脉,测压管路和抗凝装置分别管理。

2.中心静脉压 一般心血管手术常规经右颈内静脉或右锁骨下静脉穿刺置管监测中心静脉压,但在大血管病如升主动脉瘤或主动脉弓部瘤时,扩张的动脉或瘤体改变颈部解剖关系,从颈部穿刺十分危险,一旦穿刺出血,后果不堪设想,因此,中心静脉测压管可通过以下两个途径:①肘部静脉穿刺,用特制 60 cm 长导管和配套导丝,经肘静脉穿刺,沿导丝将导管放入中心静脉;②股静脉穿刺,置入长 30 cm 以上导管,前端达脐水平,监测中心静脉压。

3.漂浮导管 在特殊病情,降主动脉瘤,胸腹主动脉瘤手术时,放置漂浮导管监测心脏功能的变化。

（三）化验监测

1.红细胞比积（Hct） Hct 代表血液带氧能力,麻醉下,尤其低温麻醉中,随着体温变化对 Hct 要求不同,深低温时 Hct 可低达 15 %,但当体温回升,Hct 相应提高。手术中根据出血和 Hct 浓度决定输血量。

2.血气 手术中应用机械通气或人工肺,PCO_2 可较正常为低,吹入纯氧 PO_2 可较正常为高,易出现呼吸性碱血症,不利于脑保护,要求血气接近正常以保持内环境的稳定。

3.电解质 常规查血清钾、钠、氧、钙。低温下血钾易降低,低温麻醉中更易发生波动,维持血钾正常浓度可预防心律失常。大血管手术出血多及输入库血量大时应注意钙的监测和补充,钙不足除可影响心缩力外还影响凝血功能。

4.激活全血凝固时间（ACT） 血标本接触硅藻土后出现凝血块的时间为 ACT,生理值为 $60\sim130$ s。为保证低温麻醉中充分抗凝,预防微栓发生,要求 ACT 维持在 $480\sim600$ s,如果应用抑肽酶则要求 ACT 维持在 750 s 以上。低温麻醉结束,硫酸鱼精蛋白拮抗后,ACT 应恢复到 ACT 生理值±30 s 范围。

5.血糖 麻醉、手术刺激和低温麻醉影响,即使不输入葡萄糖液,随着手术进程患者血糖也会逐渐升高,我们监测成人、儿童均如此,因此术中不应输入葡萄糖液。糖尿患者应定时测血糖,根据结果必要时输注胰岛素。如果术中发生脑缺血缺氧,高血糖会加重脑损伤,带来严重后果。

6.尿 尿量是血容量和肾脏功能指标之一,麻醉下和低温麻醉中受许多因素影响,只要保证肾脏供血,肾组织并未受到损伤,暂时的尿少并不代表功能障碍。但大血管手术时,如在肾动脉远端阻断主动脉,增加肾血管阻力,肾血流量下降,如果在肾动脉近端阻断主动脉,肾血流严重减少,超过一定时限肾组织受损。严密观察尿量和尿中成分则非常重要。

四、麻醉方法

（一）硬膜外阻滞

多采用连续硬膜外阻滞方法。适用于腹部及腹部以下大血管手术。主动脉手术部位在肾动脉以上,阻断腹主动脉时间应限制在 30～45 min 以内较安全,如果超过此时限应考虑采用其他麻醉方法。硬膜外阻滞可降低外周血管阻力,减轻阻断主动脉对后负荷的影响,因阻断肾交感神经,减弱反射性血管收缩,增加下肢和移植血管血流量,术后还可进行镇痛治疗,预防由于疼痛导致的高血压。虽然可缓解阻断后的高血压但仍应作好降压准备,降压药从上肢输入,血压维持在接近阻断前水平。开放主动脉前首先停用降压药,加快输血输液,准备好多巴胺或苯肾上腺素,开放后即时用抗酸药、甘露醇或速尿维护肾功能。如果手术范围较大,出血较多,此麻醉方法存在明显不足。

(二)常规全麻

适用于主动脉间搭桥或其他较简单的胸、腹部大血管手术。优点是全麻下,患者没有精神紧张,较舒适,易于接受,麻醉操作较简单,循环功能易维持稳定。麻醉诱导采用静脉注射,可用咪唑安定,依托咪酯,硫喷妥钠,异丙酚,芬太尼,羟丁酸钠等。单腔气管插管机械通气。麻醉维持根据手术大小、时间长短、患者状况、选用单纯吸入、如恩氟烷或异氟烷或静吸复合方法。如合并冠心病则不宜使用硫喷妥钠、异丙酚、异氟烷等药物。麻醉中应根据失血及时补充血容量。如果手术面积大,手术时间长,大量输入冷血或液体时可引起体温下降,对年老或体弱者易发生心律失常和血压波动,应注意保持患者体温。如果发生大出血,由于常温条件下缺血可能对生命器官造成损害,是本法的不足。

(三)低温全麻

本法指用体表降温方法轻度降低体温。体表降温方法有变温毯,在颈部、腋下、腹股沟部或部大血管处放置冰袋,体温降至 32～34 ℃。注意勿降至 32 ℃ 以下,以免引起心律失常。此法主要用于胸部主动脉瘤,主动脉缩窄等手术。降温目的为减少全身耗氧量,如果手术中发生脊髓或肾脏血流减少可能缺血缺氧时,低温可增强这些脏器对缺氧的耐力,减少术后并发症。麻醉用药种类与常温全麻相同,不同之处有以下几点:①由于要进行体表降温,麻醉和肌肉松弛剂用量比常温全麻时要大,这样才能抑制由于低温刺激引起的御寒反应;②在胸主动脉瘤时,为便于手术操作,经常需要双腔支气管插管,手术时对侧肺呼吸,手术侧肺萎陷,有利于手术野清晰,也有利于保护肺脏;③注意调节和控制体温,在达到需要的温度前停止降温,避免由于体温续降发生体温过低。手术主要步骤完成即开始复温。送回 ICU 时鼻咽温应在 34 ℃ 以上。

(四)低温麻醉和体外循环

大部分大血管手术需在低温麻醉和体外循环条件下才能完成。体外循环为低温麻醉建立了良好基础,也可在低温麻醉基础上用体外循环血液降温方法达到更低的体温,以便于在停循环无血流状态下完成复杂大血管手术。低温麻醉和体外循环相结合,可充分发挥两种方法优点,增加了手术的安全性。麻醉用药种类与其他麻醉相同,但由于有低温麻醉强大的刺激,所用麻醉药和肌肉松弛药物剂量应增加。降温、复温、低温麻醉开始和结束等时期,都应加深麻醉,用吸入或静脉麻醉药及催眠药使患者无觉醒反应,减轻应激反应。应用激素如地塞米松或甲泼尼龙增强机体抵抗力。定时监测 ACT 补充肝素以保证安全。

(五)大血管手术麻醉特点

1.有创监测困难　颈部、胸部大血管病变,由于形成瘤状扩张或压迫周围组织或器官使之移位,因此动脉及中心静脉穿刺不能按常规进行,增加操作难度,还需要特殊导管装置才能获得监测指标。胸、腹主动脉手术时,为监测上、下肢动脉压需准备两套监测装置。

2.麻醉方法多样化 大血管病变部位从颈部直到下腹部距离很大,所选择麻醉方法应既能适应手术要求,又保证安全,还要预防术后并发症。因此从局部硬膜外麻醉到低温或深低温低温麻醉,十分多样化。气管插管可选择常规单腔插管或支气管双腔插管。胸主动脉瘤手术使用双腔支气管插管,手术侧肺萎陷不通气,使手术野扩大,易于切除瘤体,避免术中对肺组织的挤压、摩擦和损伤,如果手术侧肺有破损或出血也不致流到对侧肺引起窒息和术后感染,我们曾有病例术中发生急性呼吸功能障碍,一侧肺严重渗液,术后用两台呼吸机分别维持两侧肺通气,最后成功脱机,患者顺利恢复。

五、手术中重要脏器的保护

(一)手术对重要脏器的影响

大动脉是供应全身血液主通道,一旦中断则严重影响重要脏器营养来源。首先影响到脑,有的手术需暂时停止循环,脑组织受到严重威胁,脑血液供应丰富,脑重量占全身 2 %～3 %,但血液供应却占全身 20 %,即每分钟 750～1000 mL,脑血液 70 %～80 %来自颈内动脉,20 %～30 %来自椎动脉,大脑灰质血流量为白质的 4 倍,正常脑每分钟需氧 42～53 mL,葡萄糖 75～100 mg,脑组织能量 90 %来自葡萄糖的氧化,但脑组织没有能量储存,需要连续不断地供应血液,提供氧和葡萄糖,如果停止脑血流,氧将在 8～12 s 内耗尽,30 s 神经元代谢受到影响,2 min 脑电活动停止,2～3 min 内能量物质耗尽,5 min 皮质细胞开始死亡,10～15 min 小脑出现永久损害,20～30 min 延脑中枢发生永久性损害。大血管手术时如何减少脑氧消耗和维持血流供应是预防脑并发症的关键。大血管病虽然许多情况心脏本身是健康的,但手术中可因阻断升主动脉远心端,使血压严重升高,增加左心负荷损伤心功能,也可由于手术需低流量灌注或循环停止同时也停止了心脏血流供应发生心肌缺血缺氧,在体表或血液降温时可诱发心律失常甚至发生心室纤颤,因此心功能的维护不容忽视。手术侧肺脏直接受到创伤,经常发生肺组织破损、出血,非手术侧肺脏也可由于机械通气不当或通气血流比例失调产生低氧血症和肺血管收缩,如果采用低温麻醉,则触发的炎症反应可导致肺血管和肺实质的病理生理改变,使术后肺顺应性降低,肺泡动脉血氧梯度增大,肺通气血流比例失调,严重时肺毛细血管广泛渗出,发展为灌注肺综合征。手术中,如果在肾动脉开口远端阻断主动脉,肾血流将减少 38 %,肾血管阻力将增加 75 %,如果在肾动脉开口近端水平阻断主动脉,则肾血流减少 85 %～94 %,如果采用低温麻醉,转流时间长或灌注不足可引起肾脏损伤,Utley 曾报告转流后不同程度肾衰竭发生率为 1.2 %～13 %,术前若已有肾受损时更易发生。胸腹部动脉瘤手术时,脊髓损伤发生截瘫为最严重并发症,造成终生肢体损伤和痛苦,影响最大的因素有以下几方面:①疾病本身,夹层动脉瘤急性剥离者发生率高;②主动脉阻断时间大于 30 min;③手术或其他原因破坏了脊髓供血管。

(二)手术中重要脏器的保护

从上述可看出,大动脉手术可带来身体重要脏器的严重损伤。为提高手术成功率,减少并发症,一定要采取各种措施,最大限度地减轻或预防并发症。原则上可从以下方面考虑。

1.低温 不同温度下,需氧和氧耗不同,温度每下降 1 ℃,代谢率约下降 7 %,随着体温下降,停循环安全时间可相应延长,如 16 ℃时可停循环 30 min,12 ℃时则可延长至 45 min。国内外均有研究,在脊髓缺血发生前行硬膜外冷却使脑脊液温度降至 30 ℃左右,有保护作用。

2.应用药物 深低温停循环手术麻醉可选用吸入异氟烷,应用大剂量激素,如甲泼尼龙(30 mg/kg)。停循环前可用硫喷妥钠、利多卡因等保护脑及脊髓。及时应用甘露醇、冬眠药、辅酶等保护脑及肾脏。大动脉手术常伴有血凝问题,应准备和应用新鲜血浆、血小板。手术中勿用葡萄糖注射液或输液,预防高血糖。在部分老年患者术前合并有糖尿病,据欧美国家统计糖尿病并发动脉血栓性疾病是非糖尿患者的 4～6 倍,合并脑梗死是非糖尿患者的 2 倍,即使手术患者未合并糖尿病,手术中持续高血糖十分有害,实验及临床均证实高血糖可加重脑组织损伤的程度,血糖水平与梗死面积呈正相关,其原因认为是脑血流阻断后,脑细胞迅速发生能量代谢障碍,葡萄糖无氧酵解增加,二氧化碳蓄积,细胞间乳酸浓度增高,高血糖使上述变化加剧,加重酸中毒,加重脑组织损伤。大动脉手术时,脑血流减少或停止时有发生,为保护脑,不要应用葡萄糖,合并糖尿病者根据测得血糖应用胰岛素,使血糖控制在接近正常水平。

3.避免血动力学急剧变化 手术中阻断及开放大动脉可引起严重而急剧的血动力学变化,前者易发生严重高血压,后者易发生严重低血压,处理不当可发生急性心功能不全,脑出血,脑缺氧,脑水肿,心律失常,肾缺血及脊髓缺血等,因此在阻断大动脉前要进行控制性人工降压,开放前要先输血输液,用抗酸药物,必要时应用苯。肾上腺素减轻血压严重下降。

4.有计划地应用心脏停搏液及心肌保护液 大血管手术虽然不涉及心脏,但常使心脏处于无血液供应状态,切勿疏忽灌注停跳液或心肌保护液,避免心肌缺血缺氧。

5.预防气栓 手术中常切开动脉,与大气相通,在无血流时大气压力使空气进入动脉系统造成空气栓塞,使各脏器血流受阻,这种并发症死亡率极高。预防措施有:头低位;手术野吹入 CO_2 气体使开放的血管与大气隔绝;在血管破口处持续不断有血液流出或充满避免空气进入。

6.脑灌注 大动脉手术必须采用停循环方法时,为了保护脑组织可应用停循环期间脑灌注。有脑正灌及逆灌两种途径,正灌是从动脉系统灌注,如无名动脉,左颈总动脉或右锁骨下动脉;逆灌是从上腔静脉灌注,脑灌注的开展延长了停循环时间,有利于手术进行并提高手术安全性。

六、低温麻醉在大血管手术的应用

大血管手术涉及部位和范围差异很大,有的手术在常温和普通麻醉下即可完成,较复杂的如主动脉全弓及半弓移植术,五十年代也曾在体表低温下完成,但自从 1958 年国内开展低温麻醉后,许多复杂或从前不能开展的大血管手术,都能在低温麻醉下取得成功,因此低温麻醉对血管外科的发展有极大的促进作用。大血管手术时应用的低温麻醉方法,综合有以下几种。

(一)中度低温麻醉

此法用于单纯升主动脉病变,不涉及主动脉弓。低温麻醉时鼻咽温度维持在 28 ℃左右,动脉灌注流量 50～80 mL/(kg·min),由于低温,血红蛋白浓度可在 6～8 g/L,红细胞比积维持 18 %～24 %,pH 用 α 稳态管理,手术中注意左心血液的引流以保护肺脏。动脉灌注管插管部位有升主动脉、股动脉、右锁骨下动脉等处,静脉引流管部位有右心房二级管或股静脉。

(二)深低温停循环

主动脉弓、降主动脉、胸腹主动脉等手术有时需在停循环下完成用此法时麻醉医生有许多重要工作,首先麻醉后尽早头部降温,加深麻醉,用变温毯进行体表降温,使体温达 32 ℃左右,静脉注射大剂量激素(甲泼尼龙 15 mg/kg)输液禁用葡萄糖,并控制血糖水平,为减少手术出血静脉注射抑肽酶,注意低温麻醉中 ACT 应维持在 750″以上,低温麻醉继续将体温降至 12 ℃左右,体温下降同时,血红蛋白浓度可相应降至 50~60 g/L,停循环前为保护脑组织可从静脉或低温麻醉机内注射硫喷妥钠等药物。停循环时间 45 min 以内,时间过长将增加脑的损伤,停循环时间愈短愈安全。复温过程中要非常注意低温麻醉中水温与身体温差应控制在 10 ℃以内,以免发生气栓危险。复温时灌注流量及血红蛋白浓度相应提高预防缺氧。机器内加入甲泼尼龙 15 mg/kg 及甘露醇(0.5 g/kg)。在降温和复温过程加深麻醉和肌肉松弛,避免机体应激反应带来的损伤。术后机械呼吸 PaCO₂ 维持在 4 kPa 左右。术后继续脱水治疗,直到精神状态恢复正常。

(三)深低温停循环合并脑灌注

早在 1957 年 Debakey 报告在主动脉弓手术时,同时对脑部的分支血管插管灌注,但操作复杂,以后被停循环方法所代替,但停循环后脑并发症的威胁,使脑灌注方法再次受到重视,并取得良好效果。现有脑正灌注及逆灌注两种途径。有人推荐正灌注流量 500~1000 mL/min,或 10 mL/(kg·min),压力为 5.3~8 kPa,逆灌注流量 200~500 mL/min,压力 2~2.7 kPa。应当根据当时体温、血红蛋白浓度、灌注范围确定流量,并控制压力在安全范围。

(四)低温低流量麻醉

降主动脉或胸腹主动脉手术有时范围很广,涉及许多脏器的血管分支,如肋间动脉、腰动脉、腹腔动脉、肠系膜动脉、肾动脉等,所以手术时间长,出血多,适合采用低流量方法。为避免低灌注量造成的缺血缺氧,必须降低体温,减少脏器的氧耗量,因此本法关键是掌握与体温相匹配的血流量。以脑氧消耗为例,37 ℃时,脑氧消耗率为每 100 g 为 1.4 mL/min,最小泵流率为 100 mL/(kg·min),30 ℃时降为每 100 g 为 0.65 mL/min,泵流率只需 44 mL/(kg·min),如 15 ℃,则降为每 100 g 为 0.11 mL/min,泵流率仅需 8 mL/(kg·min)。安全程度决定于低流量持续时间的长短。应严密监测血内乳酸含量、pH、混合静脉氧分压与氧饱和度,以判断灌注流量是否恰当和有无缺血缺氧发生。

(五)上、下身分别低温麻醉

本法应用于胸降主动脉和腹主动脉手术,或合并有肾功能不全者。上、下身同时而分别低温麻醉灌注,以保证脑、上身、腹腔脏器以及下身的血液供应。体温可选择中度低温或深低温。灌注流量的分配,下半身占 2/3,上半身占 1/3。根据不同体温和流量,血红蛋白维持在 5~10 g/L 不等。监测上肢及下肢动脉血压,上、下身血液的血气,尤其静脉血氧饱和度以判断灌注流量是否合适。上、下身分别用两个人工泵灌注,以保证确切和足够的血流量。如果选用膜肺则限于泵前型。

(六)左心转流

其适用于胸降主动脉及腹主动脉手术。本法保持患者心跳及良好的心脏排血功能,上半身血液由患者自身供应,下半身血液由低温麻醉人工泵供应,因是动脉血因此不需用人工肺装置,但为预防体温过低需安装变温器维持体温在 32 ℃以上,也应安装动脉过滤器及回流室,以便及时回输手术出血。血液可通过左心房、左心室心尖、左下肺静脉或病变未累及的主动脉插管引流,引流血量以能维持满意桡动脉及足背动脉压为准,引流出的血经过人工泵灌注入下半身动脉,包括股动脉,髂外动脉或病变未累及的主动脉。一般流量可达 2.0~2.2 L/

$(m^2 \cdot min)$。血红蛋白维持在 10 g/d。

(七)股-股转流

其主要用于腹主动脉瘤手术。由股静脉插管送至右心房引流体静脉血液,经过人工肺氧合后灌注入动脉,动脉插管可选择股动脉,髂外动脉或主动脉。体温应维持在 32 ℃以上。流量可达 1.5 L/$(m^2 \cdot min)$以上,血红蛋白浓度维持 10 g/L 左右。本法的关键是维持好患者心功能和血容量,不论是患者桡动脉压或下身动脉灌注压都应维持在满意水平。

七、减少手术出血措施和血液再利用

(一)减少手术出血措施

1.手术前放出部分自体血 输自体血除可术后补充血容量外,更重要的是由于富含凝血因子可促进术后凝血,以及减少用库血,减少血液传染病。手术前放出自体血方法很多,简述如下。

(1)手术前住院期间放出适量血贮存于血库,放血采用小量多次或蛙跳式,蛙跳式是一次采血不超过血容量 10 %,将前次采血量的 1/2 回输给患者后再采血,每次如此,间隔七天重复一次,但手术前三天停止采血。应加强营养,服用铁剂或促红细胞生成素等药物,往往术前采出的血足够手术时用,很少再需用库血。

(2)手术中血液稀释:此法在麻醉后进行,放出部分自体血,同时用液体补充血容量进行血液稀释。国外有的医院手术不用库血达 75 %以上。只要严密监测,合理管理是安全可行的。我们研究包括用 Swan-Ganz 导管监测 MAP,HR,CO,CI,CVP,PCWP,SVR 以及 PVR 等 14 个血动力学指标。用食管超声心动图观察左心室舒张末容积,收缩末容积,每搏量,每搏指数,心输出量,心排血指数。测血内乳酸含量。用激光多普勒观察头部皮肤微循环。测定血液流变学、脑氧饱和度、脑电图以及颈动脉血流等项目,比较放血前后的变化,在观察过程中临床经过十分平稳,无一例因放血发生意外或需用药物治疗。系列研究结果证明放出自体血并未出现任何不良反应,不仅如此,由于血液稀释,微循环改善,肺循环阻力降低,反而增强机体对麻醉和手术的耐力。

(3)低温麻醉运转前,自静脉血引流管放出部分自体血,同时从动脉灌注管泵入机器预充液维持血压。本法优点简便易行,比较快捷,缺点是需在低温麻醉中调整血容量、胶渗压和血红蛋白浓度,由于机器转流前放血,因此放出的为肝素化血,再输入时需鱼精蛋白拮抗肝素,并用 ACT 监测拮抗效果。

2.应用止血药物 抑肽酶是近年应用较多的有效止血药物,其减少出血原因归纳有以下几方面:①保护血小板膜糖蛋白和黏附功能,防止低温麻醉中血小板活化,减少血栓素 B_2、β血小板球蛋白、血小板因子 4 等物质的增加;②抑制纤溶系统激活,抑肽酶与纤溶酶上的丝氨酸活性部分形成抑肽酶-蛋白酶复合物达到抑制纤溶酶活性作用。抑肽酶还阻止纤溶酶原活化,防止大量纤溶酶生成;③抑肽酶抑制补体系统,抑制激肽释放酶从而抑制组胺释放和炎症反应。

阜外医院麻醉科曾对抑肽酶用量进行比较观察:①大剂量组(500 万 U),其中 200 万 U 预充低温麻醉机器内,其余 300 万 U 手术全程由麻醉医生经静脉输入,术后引流液量比对照组减少 56.4 %;②半量组(250 万 U)方法与上组相同,仅抑肽酶用量减半,结果术后引流液量比对照组减少 35 %;③单纯低温麻醉机内预充 200 万 U,结果术后引流液量比对照组减少

37％。可见抑肽酶均可减少手术渗血,大剂量效果更好。抑肽酶是生物制品,有抗原性较强的酪氨酸组分,因此存在变态反应的可能性,属Ⅰ型超敏反应,由IgE类抗体介导,据报道第一次出现过敏样反应发生率为0.5％～0.7％,再次应用时变态反应发生率可高达9％,为安全起见,应用抑肽酶前,应常规做过敏试验。另外,低温麻醉中如采用硅藻土方法监测ACT,应用抑肽酶者转中Act应维持在750 s以上才安全,否则可能发生抗凝不足的危险。

3.平稳的麻醉和适当的血压 手术中麻醉要既满足外科要求又用药恰当,麻醉平稳,避免过浅引起血压升高,手术野出血增多,只要能保证机体氧供氧耗平衡,静脉血氧饱和度正常,适当的血压,甚至较低的血压,达到既不损害身体又能减少手术出血。

(二)血液回收再利用

血液回收再利用有以下方法:

1.抗凝血装置 利用抗凝血装置及时回收手术中出血。抗凝血装置基本结构是血液吸引管路与肝素液连接,吸引管内血液迅速与肝素液混合,肝素液配制为生理盐液400 mL中加肝素1万U,混合后抗凝血液回到贮血器,经去泡、过滤后及时输回体内。术终鱼精蛋白拮抗肝素。

2.全身肝素化 手术中患者全身肝素化,手术中出血立即吸入贮血器内,经去泡、过滤后及时输回体内,术终硫酸鱼精蛋白拮抗肝素。

3.洗血球机清洗 手术中出血吸入洗血球机(Cell Saver),用生理盐液洗涤,将血液中组织碎片、杂质、血浆蛋白、血小板、游离血红蛋白、抗凝剂等成分洗涤后抛弃,仅保留红细胞,洗涤后红细胞压积可高达70％。阜外医院麻醉科曾观察57例手术,平均每例洗出红细胞为836.3±360.3 mL,占手术总用血量的31.5％。我们在大血管手术,同时采用麻醉后放血及Cell Saver技术,围术期减少库血用量达49.2％,临床效果非常显著。

4.血浆分离技术 血浆分离技术用专门器械,在手术前数天,或在麻醉后进行。将患者静脉血液引入仪器内,从血液中分离出血小板,富含血小板血浆和乏血小板血浆,而将分离出的红细胞立即输回患者。血小板在低温麻醉后回输给患者,由于保存了血小板功能和凝血因子,可减少术后出血。

5.低温麻醉装置内血液再利用 低温麻醉结束,机器内尚余相当数量的血液,有时多达数千毫升,如果回收,合理利用可明显减少库血的用量。机器余血的利用有以下几种方法。

(1)直接回输:低温麻醉结束,根据患者动脉血压及中心静脉压,将机器内余血经主动脉插管或患者周围静脉直接输入。此法简便易行,效果显著。存在的问题是此血血红蛋白含量偏低,影响携氧功能,血内含有游离血红蛋白,组织及细胞碎片,激活的凝血因子,炎性介质等,在心、肾功能差时应慎重,预防带来术后并发症。因此掌握其适应证:①患者心肾功能较好;②低温麻醉时间不长无明显血红蛋白尿出现。输入机器血要用鱼精蛋白拮抗血内肝素,一般每100 mL肝素血用鱼精蛋白5～10 mg,且需用ACT监测拮抗效果。

(2)离心后回输:将机器余血经过离心后再输入,比上法优点是去除部分水分及血浆中杂质,使血液浓缩。

(3)洗血球机清洗:经清洗后,保留浓缩红细胞,去除血浆及其中成分,对提高机体携氧能力有明显效果。

(4)超滤技术:用超滤器连接在低温麻醉动、静脉管道之间,滤过机器余血,可减少机器内血液的水分,减少机体水负荷,血红蛋白及血浆蛋白浓度明显上升,提高患者术后抵抗力。

八、术后并发症早期发现和治疗

(一)术后出血

低温麻醉后有 10 %~20 %病例出血较多,需输入液体及血液,其中 3 %~5 %出血严重者需再次手术。大血管手术后出血除外科原因外,还因为血管本身病变及组织结构异常。人工血管吻合处易发生渗漏,如果人工血管本身质量不好更易发生出血,最为严重的是吻合口脱开大出血,往往致命。术后对出血的观察和早期发现最为重要,以下几点可供决定再手术时参考:

引流液量:术后 1 h>10 mL/kg;任何 1 h>500 mL,2 g 内达 400 mL。

X 射线纵隔影增宽;有心包填塞或循环休克症状。

如果出血凶猛应当机立断,紧急止血或抢救手术。

(二)意识障碍

手术后除外麻醉药物因素,患者意识恢复缓慢,清醒延迟,或清醒后发生再昏迷、谵妄、躁动、癫痫、偏瘫、单瘫、失语、视力障碍、幻觉、认知障碍、定向不能及记忆力下降等都应怀疑有中枢神经并发症,尽早确诊,积极治疗,如病情需要,可考虑高压氧治疗。

(三)脊髓及周围神经损伤

脊髓供血如受到手术影响,将因不同供血区出现不同临床表现,如下肢瘫痪、无力、急性尿潴留、痛觉减退、体温下降、出现病理反射等。周围神经受损伤,临床症状更为多样化,如臂丛神经损伤使手运动无力,感觉异常,三头肌反射减弱。尺神经受损可有手无力。腓神经受损有足下垂等,术后应根据大血管病变部位,采用的手术方法,仔细观察及时检查,早期发现异常,尽快治疗。

(四)肺、消化道、肾等脏器损伤

大血管手术后可发生脏器损伤:

1.肺脏　手术中对肺脏的牵拉、挤压,胸腹部动脉瘤手术要做胸腹联合切口,大切口对术后呼吸的影响,应妥善处理。支气管插管对侧肺萎陷、不张及缺氧,术后表现为血痰,呼吸功能下降,机械通气时应考虑这些因素。

2.消化系统　腹主动脉或夹层动脉瘤手术可累及腹腔动脉,肠系膜动脉,引起消化道出血、坏死、临床表现便血、肠梗阻、腹痛等症状。如果发生肝脏缺血缺氧,可有发热、恶心、食欲下降、黄疸等症状。

3.肾脏　肾功能不全在胸腹主动脉瘤及低温麻醉阻断主动脉中并不少见,如同脊髓损伤,迄今还不能完全避免。这类并发症除术中、术后原因外,还与术前患者状态有关,如有低心排,肾供血不良,肾血管硬化,慢性肾小球肾炎等。预防应从整个围术期着手。术后注意通过药物及辅助循环等方法提高心排血量,血压,防止血管收缩或感染。如出现尿少、尿闭、血尿,应立即进行尿及血液化验检查。急性肾衰死亡率为 10 %~20 %,严重者高达 27 %~53 %。立即用速尿,甘露醇等利尿,调整循环功能,提高心排血量和血压,禁用对肾脏有毒性药物。如控制无效并出现以下症状应考虑用血液透析:①尿毒症状;②严重代谢性酸中毒;③高血钾;④血小板功能不全导致出血;⑤血浆 BUN>100 mg/L,血浆肌氨酸酐>10 mg/L。透析方法有多种,除常用血透析和腹膜透析外,还有静脉血液透析等。

第四章　胸内手术麻醉

第一节　常见胸内手术的术前准备

良好的术前准备既可保证患者接受手术的最佳时机,又利于术中麻醉管理与减少术后并发症。术前准备包括两个方面的内容,即麻醉前评估与准备。

一、术前评估

术前评估的目的在于了解患者对于手术、麻醉的耐受能力,为制定麻醉方案提供依据。术前评估以患者病史、体格检查、实验室检查与特殊检查为依据,对患者三个方面作出评估,即主要器官功能、体能状况及手术风险。评估结果决定了患者是按计划手术,还是需要暂缓手术进一步准备及不适宜手术。因胸内手术患者的术后并发症主要为心血管和呼吸系统并发症,故本节主要介绍呼吸系统与心血管系统的术前评估。

（一）呼吸系统

主要通过呼吸系统疾病的症状、体格检查与肺功能检查等全面了解呼吸系统的功能,以评估手术效果、手术风险与术后需呼吸支持的时间。

接受开胸手术的患者常伴有呼吸系统疾病的症状,主要包括咳嗽、咯痰、咯血与呼吸困难。咳嗽、咯痰是呼吸道激惹的表现,多因感染、肿瘤刺激或压迫引起。咳嗽伴咯痰表明呼吸道炎症反应的存在,而肿瘤压迫与异物刺激多引起干性咳嗽。术前评估应了解咳嗽与咯痰的性质。术前咯痰量大时应使用双腔支气管导管以防止手术中患肺痰液流向健肺。现在大咯血虽不常见,但容易造成窒息的严重后果,因此咯血患者的麻醉也应使用双腔支气管导管。此外,对于术前长期存在肺不张患者,术中及术后要做好预防复张性肺水肿的准备,有时也需要双腔支气管导管实施肺隔离。炎症、水肿、支气管痉挛等均可造成呼吸困难,呼吸困难的程度可反映呼吸系统病变的严重程度。

体格检查中应注意患者的一般情况(有无发绀、营养不良、杵状指等)、判断气管插管的难度、观察呼吸频率与呼吸幅度。胸部 X 射线检查对判断气管移位、受压的情况有帮助,还能明确肺大疱、肺脓肿、肺气肿、肺不张以及肺实变等情况。

呼吸系统的特殊检查包括气管镜、支气管镜检查、支气管造影与肺功能测定等。气管、支气管镜检查与造影有利于明确病变的性质与范围,而肺功能检查用于判断呼吸功能受损的程度。

曾有许多学者致力于寻找出一种具有足够灵敏性、特异性的评估方法来预测所有行肺切除术后的呼吸功能,遗憾的是至今尚未有一种单一的方法可以达到这一目的。因此,对于呼吸功能只能进行包括呼吸动力学、气体交换、心肺功能储备三方面的综合评估。

呼吸动力学评估中常规肺功能检查是剖胸手术前必不可少的检查项目,是预测术后呼吸衰竭等并发症的初步筛选。一般认为,当肺活量(VC)占预计值百分率(VC%)<50 %、MVV占预计值百分率(MVV%)<50 %、FEV_1<1.0 L 或 FEV_1%<50 %时剖胸手术的风险较大。有人以 MVV 作为通气障碍的指标来判断手术的危险性,认为 MVV%>70 %时无手术禁忌,69 %～50 %者应慎重考虑,49 %～30 %者应尽量保守或避免手术,30 %以下者为手术禁忌。Miller 等连续分析 500 例肺癌患者肺切除手术的资料,提出了不同手术切除范围的肺功能指标的要求,即全肺切除需 MVV%＞50 %、FEV_1＞2 L;肺叶切除 MVV%＞40 %、FEV_1＞1.0 L;楔形或肺段切除 MVV%＞40 %,FEV_1＞0.6 L。Keagy 等认为术前 FEV_1 降低是引起术后并发症的重要因素。

　　有许多方法和计算公式来预测术后肺功能,最简单的是以肺切除范围大小来计算术后肺功能,常用的指标是预计术后 FEV_1(FEV_1-ppo)。1975 年 Olsen 等报告术前 FEV_1＜2.0 L 或 MVV%＜50 %者术后危险性增高,但如 FEV_1-ppo＞0.8 L,仍可行肺切除手术。因此,FEV_1-ppo＜0.8 L 或 1.0 L 被认为是肺切除手术的禁忌证。Kearney 对一组 331 例肺癌手术资料的分析也证实仅仅术前 FEV_1＜1.0 L 并不一定提示术后风险高,FEV_1-ppo 是唯一与术后并发症发病率相关的因素。

　　用简单公式预计术后肺功能是以每一支气管与通气功能相等为基础来设计的,如患者有严重的肺不张、肺门病变或支气管内病变,则误差较大,应用放射性核素定量扫描(RQLS)来预计则更准确。Markos 等对 55 例肺癌患者采用 RQLS 来预计术后肺功能,证实术前 FEV_1-预计术后 FEV_1(FEV_1-FEV_1-ppo)是预计术后死亡的最佳参数,而且 FEV_1-ppo 正常值预计百分比(FEV_1-ppo%)较绝对值更妥,全组中 FEV_1-ppo%＞40 %者无 1 例死亡。因此,他提出 FEV_1-ppo%＞40 %者能接受手术,30 %～40 %属临界值,＜30 %则属手术禁忌。

　　肺一氧化碳弥散量(D_LCO)对剖胸手术后肺部并发症的预测。1988 年 Ferguson 等认为 D_LCO 能预计术后死亡率和肺部并症,如 D_LCO 占预计值＜60 %,不论其他肺功能指标正常与否,应避免较大范围的切肺手术。Markos 等则认为 D_LCO 是预计术后呼吸衰竭的最佳指标。Berry 等的研究认为肺功能检查指标 FEV_1 和 D_LCO 占预计值＜60 %可以预测肺癌患者开胸肺切除术后并发症,但不能预测胸腔镜下肺切除术后的并发症。

　　术前动脉血气分析对预计术后风险无特异性。传统的观点认为有高碳酸血症者提示有慢性呼吸通气衰竭,不宜行肺切除术,也有人提出 PaO_2＜50 mmHg 或 60 mmHg 时禁止剖胸手术。但是 Dunn 等认为这些标准并不是绝对的,因为部分肺癌患者可因肺不张导致右向左分流而引起缺氧,切除癌肿后低氧血症反可改善。但总地来说高碳酸血症患者($PaCO_2$＞45 mmHg)术后呼吸系统并发症和死亡的危险性增加,手术需谨慎。由于仅中度肺功能损害而出现严重动脉血气异常者少见,故 FEV_1%＜60 %时术前应行动脉血气分析。此外,对于配合欠佳的患者,肺功能检查误差较大,此时术前动脉血气分析的意义就较大。术前动脉血气分析对于肺功能不全患者术中、术后的处理都有明显的指导意义,应列为常规检查。

　　肺癌对肺功能的影响取决于肿瘤生长部位、肿瘤的大小和侵犯范围。术前除了考虑肿瘤因素外,还应考虑患者的全身状况、年龄、合并症、麻醉、手术技巧和围手术期的处理等因素。术前肺功能检查对预计术后的情况是必要的,可为肺切除高危患者的筛选和术前积极准备提供依据,对肺功能低于肺切除标准者则还需行进一步的肺功能评估。

　　1. 放射性核素定量肺扫描(radionuclide quantitative lung scanning,RQLS)　可估计肺脏各区域的肺血管数量和分布情况,了解两肺乃至局部血管形态及功能改变,并能估计被切除肺占全肺灌注分布的比例,对决定能否进行手术切除和切除范围,以及预计术后保留肺功能情况有重要的指导意义。若再行肺通气显像,可进一步了解肺内通气功能情况,并可计算出各区域的通气与血流灌注的比值。RQLS 创伤性小、安全、方便,能从多项指标上比较准确地判断不同范围肺切除后丧失和保留的肺功能情况,是临床非常规性肺功能检查的首选项目。

2.暂时性闭塞一侧肺动脉试验(temporary unilateral pulmonary artery occlusion,TU-PAO) 是通过右心导管顶端气囊暂时性地闭塞术侧肺动脉,然后测定肺循环压力和血管阻力的改变。TUPAO后,若肺动脉压(PAP)只轻微增高,而这种增高又是暂时的,说明肺毛细血管网的顺应性好,若 PAP 明显和持续上升(一般认为 PAP>22 mmHg、PaO_2<60 mmHg),预计术后患者发生心力衰竭的可能性极大,不宜行全肺切除。

3.心肺运动试验 可比较精确地反映心、肺、肌肉、骨骼等的功能情况,从而较全面地判断患者对剖胸手术的耐受性。术前运动能力是术后发病率和死亡率较为敏感的预测参数。运动试验时可测定许多参数,对评估剖胸手术后风险较为精确的参数是最大摄氧量(VO_2 max)。一般认为运动试验中如 VO_2 max>20 mL/(kg·min)者术后心肺并发症危险性较小,10~20 mL/(kg·min)者为中度危险性,<10 mL/(kg·min)者即使肺功能其他指标未提示手术禁忌,其手术危险性仍较大。最近 Bolliger 等认为 VO_2 max 为 10~20 mL/(kg·min)判定为"手术危险区"的范围太大,而且此绝对值并没有用性别、年龄作校正,故建议用占预计值百分率(VO_2 max%)来代替 VO_2 max。他们从连续 80 例肺切除手术的资料分析中发现,VO_2 max%>75 %时,不论其他肺功能检查结果如何,90 %无手术并发症;VO_2 max%<60 %时肺叶切除危险大,应尽量避免行一个肺叶以上的手术;当 VO_2 max%<40 %时则不宜作任何剖胸手术。

由于肺癌多见于老年人或伴有 COPD 等心肺疾病的患者,并不是所有患者都能胜任极量运动试验以测定 VO_2 max,对那些不能行运动试验的患者可以作 6 min 步行距离或登楼试验作初步判断。肺切除术后并发症和围手术期预后受到多种因素影响,因此多因素综合评估较单因素分析更为合理。

(二)心血管系统

胸内手术以肿瘤切除术为多,尤其是肺癌的高发,使得胸内手术中老年患者的比例增加,对老年患者行肺切除术主要考虑手术治疗风险/效益的关系。强调术前健康状况、肿瘤分期较年龄和生存率更为重要。老年肺癌患者选择手术治疗的理由:①研究显示早期肺癌是致死性疾病,即便年龄超过 80 岁,其主要的死因仍与肺癌的进展有关而非其他原因;②肺癌在老年患者往往较年轻患者的分期上更早,肺癌的发病率更高,其特点为生长慢、有潜在转移,切除病灶对患者有利随着围手术期处理的进步,老年患者肺切除后心、肺并发症的发生率已控制在可接受的范围内。因此,心血管系统功能的评估要结合老年患者心血管系统功能的变化特点。随着年龄的增长,主动脉、心肌和心脏传导系统的结构发生与年龄相关的心脏储备功能的下降(如压力传感器的敏感性下降、心脏对儿茶酚胺的反应下降、心脏脂肪浸润、纤维化、淀粉质样变致使心脏传导异常、外周血管阻抗增加),即便在术前心脏功能正常,在围手术期应激状态下其代偿能力有限。开胸手术(大动脉手术排除)在手术危险分层中被列为中度风险手术,即发生围手术期心血管病风险在 1 %~5 %。对伴有心血管疾病患者拟实施胸内手术时,可依据其临床危险因素、心脏疾病情况和活动时的能量需求(METs)等来综合评估。

1.临床危险因素 分为心脏疾病活动期、中等风险和次要风险。心脏疾病活动期(表 4-1)应先处理心脏问题,然后再择期行非心脏手术。中等风险包括缺血性心脏病史、代偿性心力衰竭或既往心力衰竭病史、脑血管疾病史、糖尿病史、肾功能不全史、心肌梗死史或 ECG 示病理性 Q 波。次要风险因素(目前未被证实增加围手术期风险)包括高龄(≥70 岁)、ECG 异常(左室肥厚,左束支传导阻滞,ST-T 异常等)、非窦性心律失常以及未控制的高血压。

表 4-1　心脏疾病活动期（ClassⅠ,证据水平 B*）

心脏疾病	心脏疾病的解释
不稳定性冠状动脉综合征	急性(7 d)或近期(1 月)心肌梗死,不稳定型或严重心绞痛
失代偿心力衰竭	心功能Ⅳ级,心功能恶化,心力衰竭初发
严重心律失常	重度房室传导阻滞(莫式Ⅱ度或Ⅲ度 AVB)及心脏病伴症状明显的室性心律失常,心室率不能控制的室上性心律失常(房颤、心室率超过 100 次/min)
严重瓣膜疾病	严重主动脉瓣狭窄(平均压差大于 40 mmHg,主动脉瓣口面积小于 1.0 cm²,有明显的症状)

＊:ClassⅠ类:已证实和(或)一致公认某诊疗措施有益、有用和有效

证据水平 B:资料来源于单项随机临床试验或多项非随机试验

虽无充分的临床证据,但在心肌梗死 4～6 周后再考虑实施非心脏择期手术仍是目前适宜的选择

Goldman 心血管危险指数(CRI)评分(表 4-2)是心脏病患者行非心脏手术应用较多的评估方法之一。

表 4-2　心血管危险指数评分

评分项目	分值
充血性心力衰竭	11 分
近 6 个月内心肌梗死	10 分
每分钟大于 5 次的期前收缩	7 分
非窦性心律	7 分
年龄大于 70 岁	5 分
严重的主动脉瓣狭窄	3 分
全身情况差	3 分

备注:危险指数 0～5 分为 CRI 评分Ⅰ级,危险指数 6～12 分为 CRI 评分Ⅱ级,危险指数 12～25 分为 CRI 评分Ⅲ级,危险指数大于 25 分为 CRI 评分Ⅳ级。CRI 评分Ⅲ级、Ⅳ级的手术危险明显增加

2.体能储备　与机体的心肺功能密切相关,反映活动能力的储备。常用活动时的能量需求(METs)(表 4-3)来评估。一个 40 岁,70 kg 的成年人,静息状态的基本能耗 3.5 mL/(kg·min),相当于 1MET。METs＞10 为功能储备优;METs 7～10 为功能储备良好;METs 4～6 时功能储备中等;METs＜4 则为功能储备差,非心脏手术时心脏意外的风险明显增大。如果患者无症状,每天可以跑步 30 min,无须做进一步检查。对于因疾病不能运动时功能储备为"不确定",可采用无创心脏应激试验来评估。

表 4-3　不同体力活动时的能量需求(METs)

1MET	生活自理
	能在室内活动
	能以 3～5 km/h 的速度走 1～2 条街
4MET	能在家中干活(清洁工作或洗衣服)
	能上一楼或走上小山坡
	以 6.4 km/h 的速度平地行走
	能短距离跑步
	干重活(拖地板或搬家具等)
	能参加中等度体育活动(高尔夫球、保龄球、跳舞、双打网球、投垒球或足球等)
10MET	参加较强运动(如游泳、单打网球、打篮球、踢足球或滑雪等)

二、麻醉前准备

（一）呼吸系统准备

1.急性呼吸系统感染是择期手术的禁忌证为了避免气道高反应，择期手术宜安排在急性呼吸系统感染治愈至少2周以后。

2.关于戒烟　对于吸烟的患者，术前理想的禁烟时间为8周。证据显示只有在戒烟8周之后才能显现降低术后呼吸系统并发症的作用，但临床上患者对于肿瘤的恐惧常常难以有耐心等待8周后手术。因此，对于只能短时间戒烟者也鼓励戒烟，以减少吸烟对心血管系统的不良影响及促进纤毛运动。

3.腹式呼吸与体能锻炼　对于开胸手术患者训练其正确的腹式呼吸，登楼训练增强体能。

4.治疗原有呼吸系统疾病　缓解支气管痉挛，控制呼吸道与肺部炎症、排痰、胸部体位引流、物理治疗及纠正营养不良等。

（二）伴有心血管系统疾病患者的术前准备

1.冠心病　除了发生急性冠脉综合征的患者，非心脏手术前行冠状动脉重建在预防围手术期心脏意外事件上并无明显有益的作用。因此：①对于无明显症状的患者，即便有患冠心病的高危风险或可疑冠心病，也无须在开胸术前重建冠脉，故没有必要在限期胸内手术前明确诊断。但在围手术期处理中应将其视为冠心病患者而加强监护治疗；②对于冠状动脉搭桥术后或冠状动脉介入术后的患者应该了解其现有症状、既往外科或内科的术式、所用支架性质（裸支架或药物洗脱支架）、所用治疗药物的名称、类型、持续时间，并根据患者的手术及血液检查结果在开胸手术前做好治疗药物的调整及血液制品和药物的准备。放置了冠脉支架的患者术前往往常规在接受氯吡格雷和阿司匹林的双重抗血小板治疗。非心脏手术前继续用药会增加围手术期出血的风险，突然停药则增加冠脉支架内血栓形成的风险，尤其是非心脏手术激活凝血使得机体处于高凝状态时。一般开胸手术氯吡格雷停用5～7 d，阿司匹林可持续应用。对于急症手术大量出血时除了输注血小板，可以尝试输注重组活化凝血因子Ⅶ，但在术后应严密注意监测心肌缺血。如果在放置冠脉药物支架1年内需行非心脏手术，而又必须停止双重抗血小板药物治疗时，如高危患者，包括近期放置药物洗脱支架、有支架内血栓史、无保护的左主干或分叉支架则可以短期使用Ⅱb/Ⅲa受体阻断药来过渡，在术前尽可能短期内停用抗血小板药物，在术后尽快恢复抗血小板药物治疗；另一种可供选择的方案为双重抗血小板治疗改变为阿司匹林和低分子肝素治疗。此外，应准备床头警示牌，告知医护人员及患者处于冠状动脉支架内血栓形成的风险中，以便及时发现问题、及时处理；③患者发生急性冠状动脉综合征需在非心脏手术前冠状动脉重建术，不同冠状动脉介入术式与非心脏手术的适宜时机见图4-1。

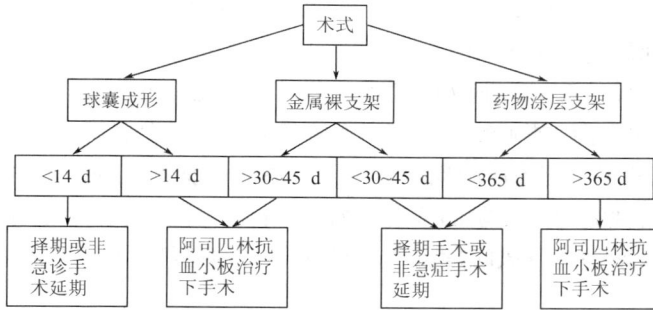

图 4-1 不同冠状动脉介入术式与非心脏手术的适宜时机

2.高血压 虽说术前高血压预示着术后发病率增加,但尚无资料确定术前高血压治疗到何种程度可以降低术后并发症。有心血管风险的择期手术患者应优化其术前状况,包括血压的控制、电解质调整、血糖控制、戒烟、营养、可能的降脂治疗等。对于高血压靶器官损伤的急性期(如心力衰竭、心肌缺血、急性肾功能不全、视乳头水肿/脑病)的患者应暂停择期手术,待治疗稳定后再施行手术。对于收缩压超过 180 mmHg 和(或)舒张压超过 110 mmHg 的高危患者(既往有脑卒中、心脏疾病活动期)也应谨慎地取消手术直至血压和心血管情况优化。对于收缩压超过 180 mmHg 和(或)舒张压超过 110 mmHg 的低危患者,可以在手术前应用苯二氮䓬类药物(抗焦虑),并用 β 受体阻断药或二氢吡啶类钙通道阻断药(尼卡地平或地尔硫䓬)适当地降低血压(一般降压幅度不超过 20 %)。不推荐静脉用肼苯哒嗪等潜在不可预知低血压的药物。术前抗高血压治疗应持续至术日(尤其是 β 受体阻断药、钙通道阻断药),但为了避免术中发生严重的低血压,在手术前 10 h 应停用 α_1 受体拮抗剂。

3.瓣膜性心脏病 术前可通过病史、体格检查及超声心动图能够明确瓣膜病变的严重程度及对心功能的影响。对于轻、中度二尖瓣狭窄,围手术期仅需控制心率,延长舒张期充盈时间,避免肺水肿。对于严重二尖瓣狭窄患者可考虑先行二尖瓣球囊扩张或手术治疗。对于二尖瓣关闭不全或主动脉瓣关闭不全,应量化反流程度,适当降低后负荷、适当保持心率,避免后负荷增加、心动过缓使得反流量增加。主动脉瓣狭窄对开胸非心脏手术风险较大,如果主动脉瓣狭窄已有症状,择期手术应延期或取消。即便无症状,如在一年内未作瓣膜及心功能评估的应先检查评估。对于非心脏手术前无法行瓣膜手术的患者,围手术期急性心肌梗死的风险增加,一旦心搏骤停,较难复苏,应慎重,必要时可考虑主动脉瓣球囊扩张。

4.先天性心脏病和肺血管疾病 对于此类患者实施开胸术前风险评估的研究并不多。围手术期处理的重点应避免使肺血管阻力增高。

5.围手术期心律失常 主要发生在老年人。虽然近年来有证据表明无症状的室性心律失常并非心脏手术后心脏并发症增加的直接原因,但是术前心律失常常提示需要查清其潜在的心肺疾病、心肌缺血或心肌梗死的初始阶段、药物中毒或代谢紊乱等。对于三度房室传导阻滞、二度Ⅱ型(莫氏Ⅱ型)非心脏手术前宜安置起搏器。对于房室传导阻滞、左和(或)右束支传导阻滞,左束支传导阻滞合并或不合并一度房室传导阻滞的患者,如果不伴有晕厥或进一步的房室传导阻滞,可在有创动脉压监测下实施麻醉,麻醉中避免加重房室传导阻滞的情况,如心肌氧供不足、电解质紊乱等,对于此类患者可备用经皮心脏起搏装置以防不测。对于已经安置永久性起搏器的患者,术前应请心内科医师检测起搏器功能,必要时根据手术大小调节起搏器的心率、起搏模式,将起搏器调整为非同步模式(VOO 或 DOO)。术中一方面保护起搏器免遭其他电器的损害,另一方面要防止其他电器尤其是电灼器对起搏器的干扰。对已经安装植入型心律转复除颤器(ICD)的患者,术前应关闭心动过速治疗程序。

6.心肌病　术前评估应对心肌病的病理生理过程有充分的理解,明确围手术期血流动力学处理的目标导向。肥厚型梗阻性心肌病在血容量降低、系统血管阻力降低可导致左心室容量降低,增加流出道梗阻。充盈压降低可能导致肥厚的心室顺应性降低,搏出量明显减少。β受体激动药增加动力性流出道梗阻的程度,降低舒张期充盈,应避免使用。对于此类患者围手术期独立的危险因素是外科风险度分级和外科手术的持续时间,故应尽可能简化手术、缩短手术时间。

第二节　常见胸内手术的麻醉

一、常见胸内手术的麻醉特点

常见胸内手术包括全肺切除、肺叶切除、肺段切除、食管手术、纵隔手术等,传统手术多采用开胸入路,开胸对呼吸、循环功能可产生明显影响。手术操作对纵隔内结构的牵拉与压迫可引起不良神经反射。术前疾病本身影响呼吸、循环功能,手术可加重这种不良影响。因此,胸内手术的麻醉处理与管理要求较高。为方便手术操作与保护健肺,胸内手术多采用全身麻醉、肺隔离技术。现今胸内微创手术开展日趋增多,肺隔离技术已成为胸腔镜下乃至达芬奇机器人辅助下手术的必要条件。

二、麻醉选择

胸内手术的麻醉方法以气管内插管全身麻醉为主。麻醉诱导可根据患者病情选择静脉诱导、吸入诱导及静-吸复合诱导的方法。麻醉维持也可采用静脉、吸入及静-吸复合的方法,常使用肌肉松弛药以保证充分的肌肉松弛。全身麻醉联合胸段硬膜外阻滞或椎旁神经阻滞与全身麻醉配合不仅有利于加强镇痛作用、减少术中麻醉药的用量,还有利于术后镇痛,促进患者的恢复。虽有非气管内插管硬膜外、局麻与镇静复合麻醉配合胸腔镜下成功行肺叶切除、淋巴结清扫等胸外科常见复杂手术的报道,但毕竟有一定的局限性,术中要求胸外科医师进行迷走神经的阻滞以抑制咳嗽反射,其有效性、安全性及真正的效益/成本比有待进一步的实践检验。

三、麻醉期间的呼吸管理

(一)保持呼吸道的通畅

由于胸内手术多采用肺隔离技术,故首先应有足够的麻醉深度使双腔支气管导管或支气管阻塞导管准确到位。术中依据气道压力、呼气末二氧化碳波形的持续监测及时发现并处理导管移位、气道分泌物增加等呼吸道受阻的情况。在手术的重要步骤有时需要麻醉医师暂停呼吸来保证手术的顺利进行,有时则需要外科医师在手术台上调整气管导管的位置或直接在台上行气管或支气管插管,而在气道吻合结束需要麻醉医师轻柔膨肺来协助外科医师检查是否存在吻合口漏,在关胸前则应再次吸净呼吸道分泌物后充分膨肺,因此,台上、台下医师间的配合甚为重要。

（二）保证有效通气的同时预防急性肺损伤

主要采用保护性肺通气策略。

（三）促进术后尽早恢复有效的自主呼吸

正常、有效的自主呼吸有赖于中枢神经系统调节下的呼吸运动。全身麻醉药及阿片类药物对于中枢神经系统的抑制、肌肉松弛药对于呼吸运动肌肉的阻滞及开胸手术对于呼吸功能的损害都可影响患者有效自主呼吸的恢复。因此，在制定麻醉方案时就应考虑这些因素，通过合理的麻醉管理方法，达到术中保持患者无知晓、无疼痛、肌肉松弛无体动、无咳嗽以及植物神经抑制适度，手术结束后又能够使患者的意识、自主呼吸迅速恢复，且无明显的疼痛、躁动、恶心、呕吐及不良记忆。

四、麻醉期间的循环管理

（一）胸内手术对循环系统的影响

开胸前，胸腔两侧压力相等，纵隔位于胸腔中间。开胸后，开胸侧胸腔变为正压，而非开胸侧胸腔仍为负压，结果使纵隔移向非开胸侧胸腔。此时，如为自主呼吸，吸气时非开胸侧胸腔负压增加，纵隔向非开胸侧胸腔移位更明显；呼气时非开胸侧胸腔压力增加超过开胸侧胸腔压力，使纵隔向开胸侧胸腔移位，纵隔随呼吸的变化在两侧胸腔之间交替移动，称为纵隔摆动。纵隔摆动容易造成大血管扭曲。腔静脉扭曲可引起回心血量减少，使心排血量降低；大动脉扭曲则直接造成血压下降。因此，开胸手术需要采用气管内插管全身麻醉、正压机械通气以减轻纵隔摆动所致的血流动力学紊乱。何建行等报告已成功开展了非气管插管静脉麻醉微创胸腔镜下肺叶切除术，术中要求外科医师进行迷走神经阻滞以抑制咳嗽反射，但该麻醉方式仅适用于部分患者且存在呼吸、循环抑制的风险。

即便采用了全身麻醉、机械通气，胸内操作对于纵隔内结构的牵拉、压迫、电灼刺激及单肺通气的影响等仍可对循环系统产生明显的干扰，容易造成低血压、心肌缺血、心律失常等。因此，胸内手术中应持续监测心电图、脉搏血氧饱和度、呼气末二氧化碳、有创动脉血压、中心静脉压等。术后搬动患者时也应动作轻柔，尤其是对全肺切除后的患者。

（二）胸内手术循环管理的方法

1. 严密监测　由于心电图电极位置必须让位于手术野，因此，需要更加注意心电图波形的动态变化。心电图可以发现心率、心律及 ST-T 的改变。有创动脉压监测应作为开胸手术所必备的监测。依据上海市胸科医院连续 12832 例普胸手术发现，围麻醉期心搏骤停的发生率为 0.1%，多发生在肺门周围操作期间，而此时恰逢使用电凝、心电图受到干扰的情况下，有创动脉压监测可不受电凝的干扰，从动脉压力波形改变的瞬间观察到血压的骤降，此时让术者暂停手术，分析心电图波形即可得到心搏骤停类型的诊断，在心脏按压的同时，针对心搏停止、无脉电活动及心室纤颤采用相应的心脏复苏措施，一般均可获得良好的治疗效果。心肺复苏期间有创动脉压还可以直接观察到心脏按压的效果，对于后续治疗有明显的指导意义。此外，有创动脉压监测便于单肺通气期间血气分析血样的获取。中心静脉压监测常作为临床液体管理的主要监测方法，胸内手术中要考虑胸内手术操作对中心静脉压的影响，因此，开胸手术中更加强调中心静脉压的动态观察，结合患者的心功能状况、手术操作、有创动脉压及呼气末二氧化碳等来判断中心静脉压数值的意义更有价值。此外，在紧急状况下中心静脉通路能够为药物迅速起效提供便捷的给药途径。脉搏血氧饱和度和呼气末二氧化碳监测不仅是呼吸功能监测的主要指标,同时两者提供的信息也有利于循环管理。通过观察脉搏血氧饱和度的波形可以获悉心脏收缩强弱、外周血管舒缩及是否存在血容量不足的初步信息;呼气末二氧化碳则是肺血流量减少甚为敏感的指标,术中应同步监测有创动脉压与呼气末二氧化碳,如果术中呼气末二氧化碳突然下降,随之血压下降,要考虑肺栓塞的可能;如果血压下降在前,呼气末二氧化碳随后下降,则肺血流的下降则是全身血流下降的一部分。血气分析检查则是单肺通气管理的一部分,在抽取动脉血时应同步记录呼气末二氧化碳的数值,这样可以动态观察动脉血二氧化碳与呼气末二氧化碳的差值,借此了解肺通气的有效性。术中容易被忽略的,但也却是最简单、有效的监测,即呼吸音的听诊,在麻醉前、中、后均应重视。

2.循环功能的调节　以满足机体有效灌注为循环管理之目的,维持好心脏的心泵功能、血容量、血管的完整性及正常的舒缩功能这三者之间的平衡。就心脏而言,周而复始、有序、协调的收缩与舒张是实现正常心泵功能的前提,为此保证心脏自身正常的血供、前后负荷、营养成分、水电解质都是必要的,因此,防治心肌缺血、心律失常及代谢、水电解质紊乱等都是维持正常循环功能重要的组成。相对而言,由于监测技术的发展,心脏异常情况较容易发现。血管的完整性及正常的舒缩功能,需要根据病理生理、手术流程及动脉压力波形或脉搏血氧饱和度波形、末梢毛细血管充盈度等的观察来综合判断,如感染晚期低血压患者可能已经存在毛细血管通透性增加(相当于血管的完整性破坏)。血容量的补充首先考虑"量"、然后再考虑"质","量"必须与心功能和血管的容积相适宜,本着节约用血的原则,容量补充可用人工代血浆,"质"则为血液的有形成分及凝血因子、纤维蛋白等,按需补充,维持水、电酸碱平衡。

3.备好抢救用药、仪器　常规将麻黄碱、阿托品、利多卡因分别抽好在注射器内备用,此外,在手术室内应能够随时取到肾上腺素等其他抢救药品,在手术室固定场所备好随时可用、性能良好的除颤仪等。

五、术后管理

(一)术后管理模式

手术结束后麻醉管理的目标就是要让患者安全、无痛、舒适地从麻醉状态中快速恢复到正常的生理状态,而无严重不良反应。胸内手术因其手术创伤大,对患者循环和呼吸系统功能的干扰大,可能潜在的问题有术后剧烈疼痛、恶心、呕吐、低氧血症、体温异常、意识障碍和血流动力学不稳定等,需要专业人员迅速诊断与治疗。麻醉后恢复室(postanesthesia care unit,PACU)的管理模式,不仅提高麻醉后患者的安全性,而且还可以提高手术室的使用效率,合理利用医疗资源。

(二)呼吸问题的处理

PACU呼吸问题的处理目标是避免缺氧与减少手术后呼吸系统并发症,如果患者自身能够保持气道通畅(保护性反射恢复,注意食管手术潜在吞咽、咳嗽反射恢复延迟)、神经肌肉接头功能恢复(确认无肌松残余作用)、麻醉药对呼吸的抑制作用消退,在充分膨肺之后可以考虑拔除气管导管。但在此处理过程当中,应避免缺氧,在吸痰、拔管过程中始终供氧。对于胸内手术患者可用潮气量、胸廓起伏、呼吸频率及手握力等来判断潮气量恢复是否足够,没有必要在患者手术恢复早期最需要充分氧供的时候用脱氧自主呼吸观察氧饱和度是否能够维持的方法来判断。

PACU 要求气管导管拔除前谨慎评估：①确保拔管后能够保证呼吸道通畅；准备加压面罩和口鼻咽通气道，必要时喉罩；在拔管前应在一定麻醉深度下清除呼吸道分泌物，包括气管、支气管和口腔，必要时进行气管镜检查；双腔支气管导管在不需要肺隔离后，应将小套囊放气，再次清理呼吸道；②确保拔管后能够保证足够的通气与氧合，带管自主呼吸如下：自主呼吸恢复平稳，呼吸频率<25 次/min，潮气量>8 mL/kg（可借助呼吸机采用 CPAP 通气模式，将压力参数设置为 0，通过监测数值来判断）；尚未拮抗肌松药如 TOF 在 0.75~0.9，可拮抗一次，使 TOF>0.9；气体交换达标：FiO_2 40 ％血气分析 $PaCO_2$<45 mmHg（既往有 COPD 者<50 mmHg），PaO_2>100~200 mmHg，SpO_2 为 99 ％~100 ％；③拔管前吸氧，适当膨肺，拔管后面罩吸氧，如患者已清醒，可鼓励深吸气、咳嗽交替进行后面罩吸氧；④循环系统拔管前要求血流动力学稳定，无明显活动性出血，胸腔引流量应<100 mL/h。PACU 是清醒后拔管还是麻醉状态中拔管，要因人而异，开放气道的难易程度是重要的考虑因素，其次考虑的是患者的心脏能否承受气管导管刺激所致的应激反应。麻醉早期应用右美托咪定可为清醒拔管创造良好的镇静条件。

拔管后要注意观察是否潜在气道并发症。对气管塌陷或出现严重的皮下气肿、纵隔气肿，可能需要再次气管插管，故在拔管前应常规准备气管插管器具，对于存在困难气道的患者，拔管应慎重，必要时在导管内留置交换导管并准备相应的可视喉镜等设备。对于气管或支气管重建患者特殊的体位造成再次插管困难，应保留气管导管直至患者自主呼吸恢复并能够良好配合。

对术前肺功能减退、术中出血、输血量大、手术创伤大等潜在急性肺损伤患者，可考虑带气管导管回 ICU 行呼吸支持治疗。

（三）循环问题的处理

PACU 中可以通过监测心电图、血压、中心静脉压及观察患者的末梢循环等来判断患者的循环功能。胸腔引流液的量、色均是观察的重点。拔管前后的吸痰要注意既要吸净分泌物，又要防止患者剧烈咳嗽造成血管结扎线脱落。如果突然血压下降，首先要排出血，如果大出血，及时开胸止血能够挽救患者的生命，一旦拖延则有可能延误抢救时机。血压是反映循环功能的综合指标，血压降低一定要查明原因，切忌仅用升压药治标。在 PACU 中最常见的循环系统并发症是高血压，尤其是术前有高血压且控制不佳的患者，排除疼痛因素外，可以用硝酸盐类或钙通道阻断药或乌拉地尔等控制血压，以免引起心脑血管意外。其次，胸科手术中较常见的是心律失常，尤其是房颤，对于无严重器质性疾病的房颤患者，在 PACU 中首先调整其内环境，包括水电、酸碱、血气、温度等，然后可以在镇静下行电复律，以消除房颤的危害。对于全肺切除术后的患者，在搬动和改变体位时，注意操作轻柔，避免纵隔摆动对生命体征的干扰。

（四）疼痛的处理

术后镇痛是胸内手术麻醉管理中不可或缺的重要组成部分。术后镇痛不仅可改善患者的呼吸功能，增加通气量，还有利于咳嗽、排痰，减少术后肺部并发症。目前采用多模式全程镇痛的模式，静脉自控镇痛（PICA）、硬膜外自控镇痛（PECA）、椎旁神经或肋间神经阻滞等镇痛方法及中枢、外周镇痛药的联合应用可发挥良好的镇痛作用，使得胸科手术后疼痛已非PACU 中的主要问题，偶有患者主诉疼痛，加用少量镇痛药物多能缓解。

（五）苏醒延迟与躁动的处理

苏醒延迟偶见于老年肝功能不良者，应用氟马西尼可能促进恢复。躁动重在预防，术前良好准备，完善的麻醉计划，恰当的麻醉用药，术中良好的循环、呼吸功能维护，对于预防躁动乃至术后谵妄均有意义。小剂量右美托咪定 $1 \mu g/kg$ 在麻醉早期应用，不但可以减少术中麻醉用药，而且其加强镇静、镇痛效果对于预防术后躁动、谵妄及寒战不适均有良好的作用。

（六）低体温的处理

低体温多见，偶有寒战。可采用周身覆盖吹热风式加温的方式以避免寒战带来的不利；如有寒战，应用适量哌替啶或曲马多，多能缓解。

（七）恶心、呕吐的处理

在 PACU 中少见。但在手术后当晚及次日女性患者容易发生。预防性应用地塞米松及中枢性抗呕吐药有一定的作用。对于食管患者在拔除气管导管前一定要注意胃管的通畅，以防误吸。

（八）尿失禁与尿潴留的处理

注意观察，如果尿失禁应注意更换尿垫，尿潴留多见于男性患者，导尿处理简单但要注意预防并发症。

（九）PACU 转出标准与患者的转送

每例患者在转出 PACU 之前必须要进行充分评估，汇总分析。呼吸道的保护反射一定要恢复良好，通气和氧合能力良好，以保证在无监测条件下能克服轻微的病情变化，血压、心率和外周末梢灌注良好，体温正常不是必须的指标，但是应无寒战，镇痛充分，呕吐得到控制，已经超过最后一次用药 15 min 以上。根据患者情况决定返回病房或 ICU。出 PACU 标准归纳见表4-4。由于个体差异，根据患者临床情况作出判断更加重要，如果对诊断和安全性存在疑问，应该推迟转出 PACU 或入 ICU 继续监护治疗。

表 4-4　出 PACU 标准

一般情况	意识、定向力恢复，清醒合作，对言语和简单指令有反应
	外科情况稳定（无可疑出血）
循环	血压和心率稳定
	无新出现的心律失常
	可接受的血容量
	至少保持 30 min 内的稳定
呼吸	呼吸频率与深度稳定
	足够的咳嗽和排出分泌物的能力
	动脉血气 $PaCO_2$ 低于 50 mmHg
气道	完整的气道保护性反射（吞咽，呛咳和呕吐）
	无喘鸣、痉挛和梗阻
疼痛	能够确定外科疼痛的位置和强度
	有足够的镇痛处理措施并已经调整观察>30 min
肾功能	尿量大于 30 mL/h
其他	血糖水平得到控制
	水、电解质、酸碱平衡良好
	恶心和呕吐得到控制

第三节　肺部手术的麻醉

肺切除术是治疗肺内或支气管疾病的重要外科手段,常应用于肺部肿瘤、药物难以治愈的感染性疾病(肺结核,肺脓肿)、支气管扩张、肺大疱等疾病的治疗。根据不同病情可分为:全肺切除术和部分肺切除(包括肺叶切除、肺段切除或楔形切除)。此外,因病变累及范围增大,可能采取支气管或肺动脉袖形切除术,胸膜肺切除等特殊手术方式。

对肺隔离技术要求较高,熟练掌握各种肺隔离技术和正确应对各种通气和换气功能异常,减少肺损伤,强调肺保护是肺切除术麻醉管理的关键。

一、麻醉前用药

一般无特殊要求。哮喘及喘息性支气管炎患者避免使用吗啡;抗胆碱能药物可能引起患者的不适,不宜在麻醉前给药,术中需要时应用即可。

二、麻醉方式的选择

肺切除术目前基本在支气管内麻醉下完成,全麻方式可选择有全凭静脉麻醉、静吸复合麻醉、静脉或静吸全麻联合硬膜外阻滞或椎旁阻滞麻醉等。

三、选择适当的肺隔离技术

双腔支气管导管仍是最常用的选择,在确定不涉及左总支气管的手术,可常规使用左侧双腔支气管导管,因为右总支气管的解剖特点,决定了右侧双腔支气管定位准确率低、术中移位率高。上海市胸科医院基本选用手术对侧双腔支气管导管,即右胸手术选左侧双腔支气管导管,左胸手术选右侧双腔支气管导管,可取得良好的肺隔离效果。Univent 管和支气管阻塞导管,也可以灵活地运用于肺叶手术,但吸引管细,不适用于湿肺患者,现在支气管阻塞导管基本取代了 Univent 管。在特殊情况下,单腔管也可以灵活地延长成为支气管导管,实施单肺通气。

四、麻醉中处理的要点

(一)呼吸功能的维护

1.保持对气道的控制　改变体位、手术牵拉等可使双腔支气管导管位置改变而影响通气,随时进行纤维支气管镜检查是最有效的调整方法,此外也可请手术医师探查气管隆突处导管位置,辅助调整定位简便有效。

2.采用个体化的通气模式　依据患者情况,选择容量控制通气,潮气量 6~8 mL/kg,呼吸频率 12~14 次/min,术中必要时通气侧肺用呼气末正压通气(PEEP 5 cmH$_2$O),非通气侧肺用持续气道正压(CPAP 2~5 cmH$_2$O),可减少单肺通气时肺内分流,从而减少低氧血症的发生。单肺通气中高流量纯氧维持氧合并非必须。高流量麻醉或手术时间长时,应当加用人工鼻保持气道的湿化。

3.适时气道内吸引　在改变体位、处理气管后及患肺复张前,应常规进行气道内吸引,注意无菌要求,且吸引健侧肺与患侧肺时应常规更换吸引管。

4. 及时纠正低氧血症　基于缺氧的危害及患者对缺氧的耐受能力较差,一旦出现低氧血症应积极采取应对措施。术中低氧血症最常见的原因是双腔支气管导管位置不当,一般调整位置、适当提高吸入氧浓度均可避免低氧血症,但要注意避免过高气道压或过大潮气量等肺损伤因素。对于原有肺疾患者可采用允许性高碳酸血症之策略,但长时间的高碳酸血症终究为非生理状态,条件允许的情况下可作适当调整,采用个体化通气模式,既满足机体代谢之需求,又避免造成肺损伤。

(二)维护循环功能的稳定

1. 保证机体有效循环血量　术前的禁饮禁食、开胸手术的体液蒸发及创面的失血等均可导致患者有效循环血量的不足,因此,在诱导前应适当补液,避免麻醉中因低容量导致低血压而匆忙以缩血管药来维持血压。

2. 避免输液过多引起肺水过多甚至肺水肿在心、肾功能健全的患者单纯输液引起肺水肿罕见,但是在全肺切除时,相当于瞬间缺失了一个低阻高容的容量器官,余肺要承担全身循环血量,故输液量应加以控制。输液量以满足机体最低有效灌注的容量为目标实施体液平衡管理,避免肺水过多,严密监测中心静脉压,尤其是要注意中心静脉压与动脉压和末梢组织灌注的关系,对指导输液有益。

3. 心律失常的处理　肺切除手术术中及术后房颤的发生率较高,多见于高龄、男性患者,尤其是在淋巴结清扫时。术中使用钙通道阻滞药或β受体阻滞药是否可以减少发生,还有待观察;但对术中心率增快、血压增高,或房性早搏增多的患者,提示心脏在手术操作过程中容易受激惹,推荐在维持适宜麻醉深度的基础上,运用瑞芬太尼降低心脏的应激性。一旦术中发生房颤,在不伴有过快心室率和不影响血流动力学稳定性的情况下,暂不做处理,但必须检查血钾等电解质水平;对伴有快心室率、循环受干扰明显者,则可用β受体阻断药或胺碘酮来控制心室率,同时检查通气效果、氧合状况和麻醉深度予以调整。如体位方便也可考虑术中电复律。如进入PACU仍处于房颤状态后,待调整患者内环境及体温正常后,在麻醉状态下行同步电复律,以减少持续房颤所致的不良后果;但对于有严重心脏疾病患者,则需慎重考虑,可与心内科共同会诊后处理。在处理肺门,尤其是左侧开胸或心包内肺切除患者,还需注意手术操作可能诱发的心搏骤停。严密观察有创动脉压波形,可以及时发现心电图受干扰时的心搏骤停,一旦出现,即嘱外科医师暂停操作,鉴别心搏骤停的类型,对于心脏停搏或无脉电活动,外科医师行心脏按压的同时,立刻经中心静脉给予阿托品或后续使用肾上腺素;对于室颤的患者,在外科医师行心脏按压的同时准备除颤器,依据心电图室颤波形,必要时加用肾上腺素后电击除颤。有创动脉压波形是心脏按压是否有效的良好提示。只要处理得当,均可在短时间(3 min)内复苏,对麻醉恢复期无明显影响。

(三)术中维持适宜的麻醉深度,术后早期避免呛咳

术中适当的麻醉深度十分重要,肺门周围神经丰富,探查操作时心血管反应较大,麻醉过浅时,刺激气管易引起强烈的膈肌抽动,应当避免在处理肺血管时吸痰,必须吸引前亦应适当加深麻醉并告知外科医师。目前BIS脑电监测和肌松监测是较为有效的监测方法。此外,在麻醉恢复期也要注意避免躁动与呛咳,以防血管结扎处脱落造成大出血,有效的镇静、镇痛显得格外重要。

参考文献

[1] 曹江北,时文珠,张昌盛,米卫东,张宏.诱导前泵注右美托咪定对颅内肿瘤切除术患者血氧饱和度的影响[J].临床麻醉学杂志,2013(08):774-776.

[2] 戴体俊,刘功俭.麻醉学基础[M].上海:第二军医大学出版社,2013.

[3] 张昱昊,段光友,张咸伟,郭珊娜,英英,黄鹏浩.右美托咪定对妇科手术麻醉诱导期舒芬太尼镇痛和镇静效果的影响[J].临床麻醉学杂志,2015(02):117-120.

[4] 黄安宁,陈娜,刘丽萍,丁莉莉,孙永峰,马晓冉.右美托咪定用于电生理监测下颞叶癫痫病灶切除手术的临床观察[J].临床麻醉学杂志,2014(12):1237-1238.

[5] 边步荣.急症麻醉学[M].长春:吉林大学出版社,2013.

[6] 高万露,汪小海.全麻手术患者围术期下肢有创血压与无创血压的相关性分析[J].临床麻醉学杂志,2015(02):164-166.

[7] 武毅彬,朱毅,金星.舒芬太尼复合依托咪酯麻醉诱导的适宜剂量[J].临床麻醉学杂志,2011(11):1122-1123.

[8] 刘佩蓉,刁枢,师小伟,曹晓琼.帕瑞昔布钠术前用药对胃肠道肿瘤术后镇痛效果和细胞因子的影响[J].临床麻醉学杂志,2013(07):669-671.

[9] 冯艺.麻醉基本操作分册[M].北京:北京大学医学出版社,2011.

[10] 杨百武,张庆,杜京承,高尚龙,赵开雷.右美托咪定对全麻子宫切除术中血流动力学及应激反应的影响[J].临床麻醉学杂志,2015(01):26-28.

[11] 樊友凌,徐世元,彭惠华,黄芳,江伟航.静脉预注右美托咪定对罗哌卡因蛛网膜下腔阻滞效应的影响[J].临床麻醉学杂志,2014(11):1081-1083.

[12] 徐晓义,褚国强,季永.腰-硬联合阻滞腰麻后硬膜外镇痛时机对分娩镇痛的影响[J].临床麻醉学杂志,2015(02):154-157.

[13] 李李,常业恬.临床麻醉常见问题与对策[M].北京:军事医学科学出版社,2009.

[14] 解成兰,王灿琴,钱燕宁,潘寅兵.胸部硬膜外麻醉复合吸入麻醉对腹部手术患者应激性高血糖的影响[J].临床麻醉学杂志,2014(12):1208-1210.

[15] 姚尚龙.临床麻醉基本技术[M].北京:人民卫生出版社,2011.

[16] 蒋宇智,孙杰,曹小飞,魏国华,丁正年.麻醉手术期间影响脉搏波传导时间的相关因素[J].临床麻醉学杂志,2014(07):682-685.

[17] 王世泉.麻醉意外[M].北京:人民卫生出版社,2010.

[18] 王瑜,蒋蓉,邓佳,苏文杰,徐广民.右美托咪定联合帕瑞昔布钠预防瑞芬太尼麻醉后痛觉过敏[J].临床麻醉学杂志,2014(12):1152-1155.

[19] 张欢.临床麻醉病例精粹[M].北京:北京大学医学出版社,2012.

[20] 孟馥芬,维拉,宣斐,刘瑛.右美托咪定在颅脑肿瘤手术中的应用[J].临床麻醉学杂志,2014(11):1104-1106.

[21] 贺亮,徐军美.推注速度对罗哌卡因复合舒芬太尼蛛网膜下腔麻醉效果的影响[J].临床麻醉学杂志,2012(05):439-441.

[22]陈志扬.临床麻醉难点解析[M].北京:人民卫生出版社,2010.

[23]栾海星,张天伟,于忠元,刘风.瑞芬太尼在七氟醚快诱导无肌松气管插管期间防止高血压反应的最佳效应室浓度[J].临床麻醉学杂志,2012(10):972-974.

[24]张留福,米卫东,张艳峰.乳腺手术患者胸椎旁神经阻滞与全身麻醉效果比较的Meta分析[J].临床麻醉学杂志,2014(12):1214-1217.